Schulausgabe

Leserabe
3. Lesestufe

Anja Tuckermann

Mutgeschichten

Mit Bildern von Dorothea Tust

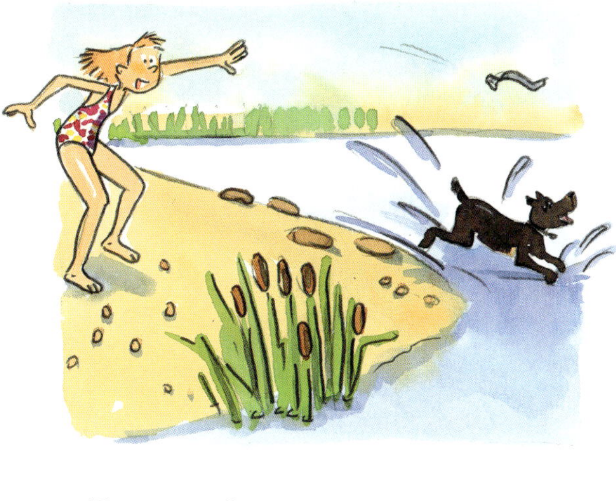

Ravensburger Buchverlag

Bibliografische Information der Deutschen Bibliothek:

Die Deutsche Bibliothek verzeichnet diese Publikation
in der Deutschen Nationalbibliografie.
Detaillierte bibliografische Daten sind im Internet
über **http://dnb.d-nb.de** abrufbar.

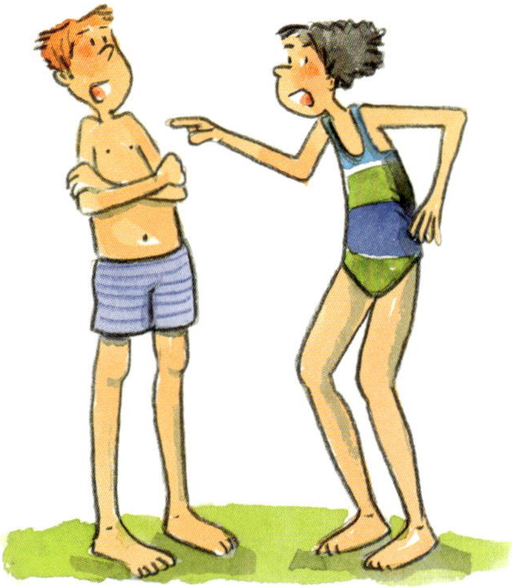

1 2 3 11 10 09

Ravensburger Leserabe

Umschlagbild: Dorothea Tust
Umschlagkonzeption: Sabine Reddig
Printed in Germany
ISBN 978-3-473-38070-1

www.ravensburger.de
www.leserabe.de

Inhalt

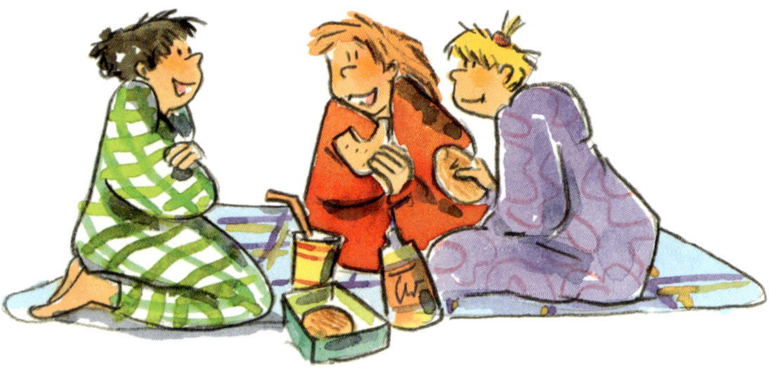

Timur findet Freunde

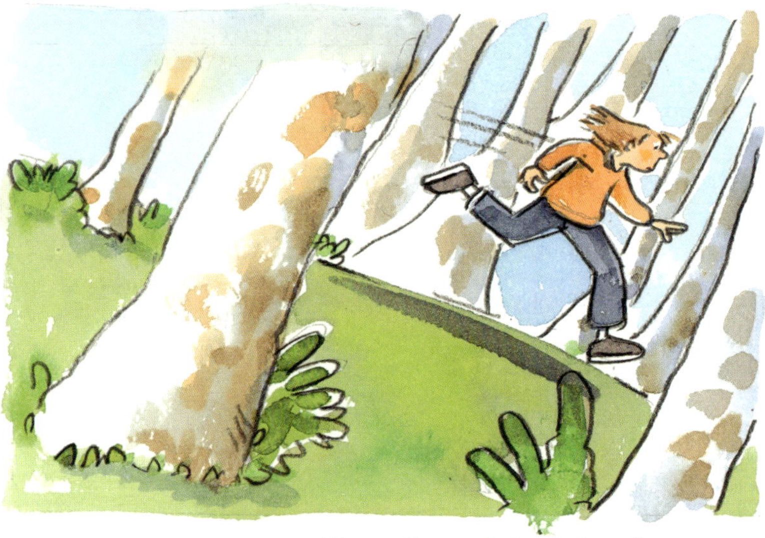

Timur rennt gern. Er wünscht sich einen Hund, mit dem er um die Wette rennen kann. Weil er aber keinen Hund bekommt, rennt er manchmal mit seinem Ball um die Wette. Geht er mit seinen Eltern im Wald spazieren – nein, er geht ja nicht spazieren, er rennt voraus –, dann läuft er wieder zurück und im Kreis um seine Eltern und seine Schwester herum, bis sie rufen: „Stopp!“

Wenn der Wald plötzlich endet und sich eine weite grüne Wiese öffnet, muss Timur einfach losflitzen. Es kribbelt so schön, wenn das Gras seine Waden streift. Er rennt und fühlt den Wind an seinen braunen Haaren ziehen. Dabei hat er das Gefühl, er würde der Sonne näher kommen. Am liebsten würde er dann losfliegen und über seinen Eltern kreisen. Sie würden ihm zurufen: „Hallo, Timur, wie ist die Luft da oben?“
Und am allerliebsten würde er immer da oben bleiben und nur in den Ferien runterkommen.
Morgen sind die Ferien zu Ende. Timur muss in eine neue Schule, weil sie in den Ferien in eine andere Stadt gezogen sind. Seine Mutter hat ihn gefragt, ob er sich vor dem ersten Schultag die Haare schneiden lassen möchte. Aber Timur will

seine langen Haare behalten. Wie soll er sonst beim Rennen das Gefühl haben zu fliegen?
Vor der Schule hat er Angst. Warum fragen ihn plötzlich alle Erwachsenen: „Willst du dir nicht die Haare schneiden lassen? Sonst denken alle, du seist ein Mädchen."
Aber Timur sagt dann: „Die Leute werden schon merken, dass ich ein Junge bin!"

Am nächsten Tag kommt Timur mit seiner neuen Lehrerin, Frau Steppke, in die Klasse. Sie zeigt ihm gleich einen Platz neben Denny. Ein Junge flüstert hämisch: „Haha, Denny muss neben einem Mädchen sitzen."
„Das ist Timur. Er geht ab heute in eure Klasse. Herzlich willkommen, Timur!", sagt Frau Steppke.

Der Junge, der eben schon geflüstert hat, ruft: „Wieso er? Timur ist doch eine Sie."
Alle lachen.
„Luis!" Die Stimme der Lehrerin klingt plötzlich streng. „Fang gar nicht erst an!"
Aber er hat schon angefangen. In der Pause zieht Luis Timur an den Haaren.

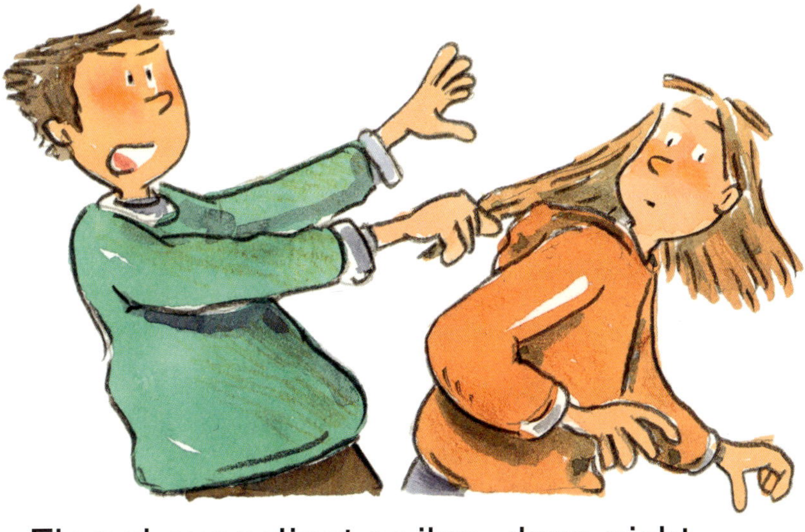

Einmal nur gelingt es ihm, dann nicht mehr. Wozu kann Timur rennen? Die Jungen jagen ihn über den Schulhof, doch niemand erwischt ihn.

Ein Lehrer ruft: „Lasst sofort das Mädchen in Ruhe!“ Wieder lachen alle. Aber sie geben auf, denn der Lehrer beobachtet sie, außerdem sind sie außer Atem. Denny und Luis schubsen Timur zu den Mädchen, die Gummitwist spielen. Olga greift nach Timur, zieht ihn auf die Seite und stößt Luis weg: „Lass Timur in Ruhe, du Niete.“

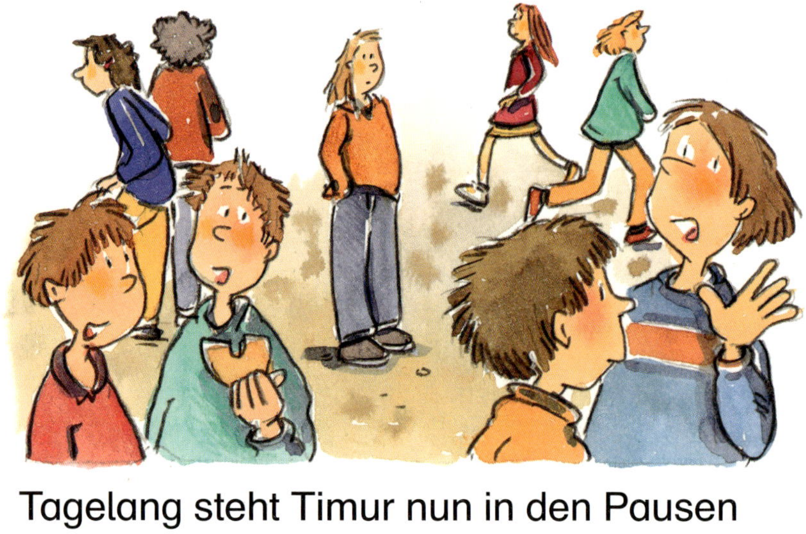

Tagelang steht Timur nun in den Pausen herum und traut sich nicht, jemanden anzusprechen. Manchmal fragen ihn Olga

oder Merve etwas. Wo er vorher gewohnt hat, ob er Geschwister hat, warum er lange Haare hat, ob er seine vorige Schule mochte ... Fragen in der Art. Aber wenn Luis und seine Freunde auf ihn zukommen, verdrückt er sich lieber gleich.
Im Unterricht sagt Timur nur etwas, wenn er aufgerufen wird. Ansonsten schaut er aus dem Fenster und wünscht sich, er könne davonfliegen wie die Amseln oder die Schwalben, die er sieht.
Ein paar Tage später ruft Pascal in der Pause vom Sportplatz her: „Timur! Willst du mitspielen?“
Oh ja, Timur möchte Fußball spielen. Fünf Mädchen und Jungen spielen schon mit, Timur kommt gerade richtig für die Mannschaftsaufteilung. Jetzt sind es drei gegen drei.
Pascal macht den Anstoß und dann heißt

es rennen, rennen. Niemand kann Timur einholen und ihm den Ball abjagen, wenn er ihn einmal hat. Luis stellt ihm zweimal ein Bein, sodass er gemein hinfällt. Aber die anderen rufen gleich „Foul!“ und Luis bekommt nach dem zweiten Mal eine Gelbe Karte. Pascal scheint wie durch ein Gummiband mit dem Ball verbunden zu sein. Auch Marie kann man den Ball nicht so leicht abjagen. Und Timur kann rennen und den Ball dabei vorwärtsschießen. Einmal landet er sogar im Tor.

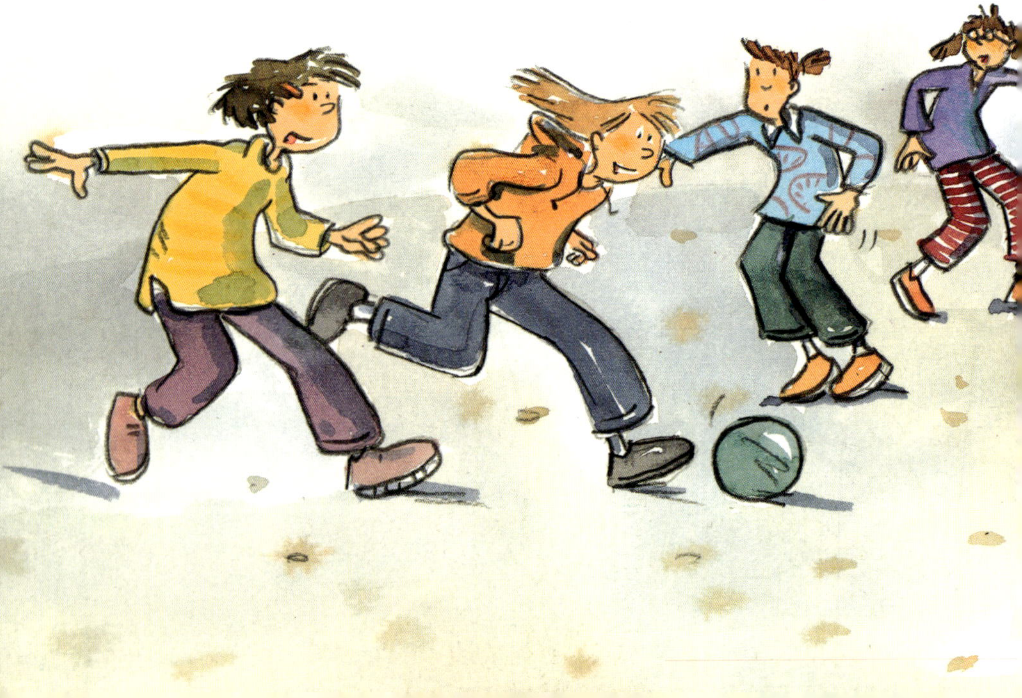

Es ist die erste Pause, die Timur Spaß macht. Und Pascal ist jetzt sein Freund. Als es 5:9 für Pascals Mannschaft steht, bemerken sie, dass die anderen Kinder längst im Schulhaus verschwunden sind. Frau Steppke steht schon vor der Tafel, als Timur und die anderen in das Klassenzimmer rennen und sich schnell auf ihre Plätze setzen. Manche Kinder essen noch oder trinken etwas, auch Timur hat Durst. Denny erzählt gerade einen Witz.

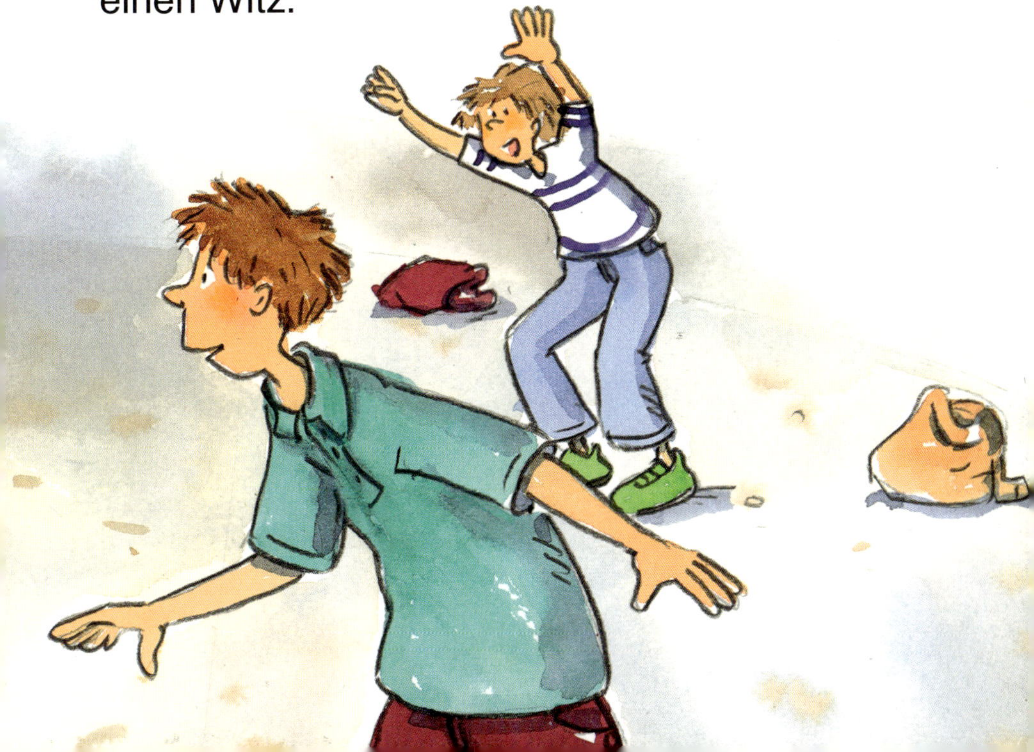

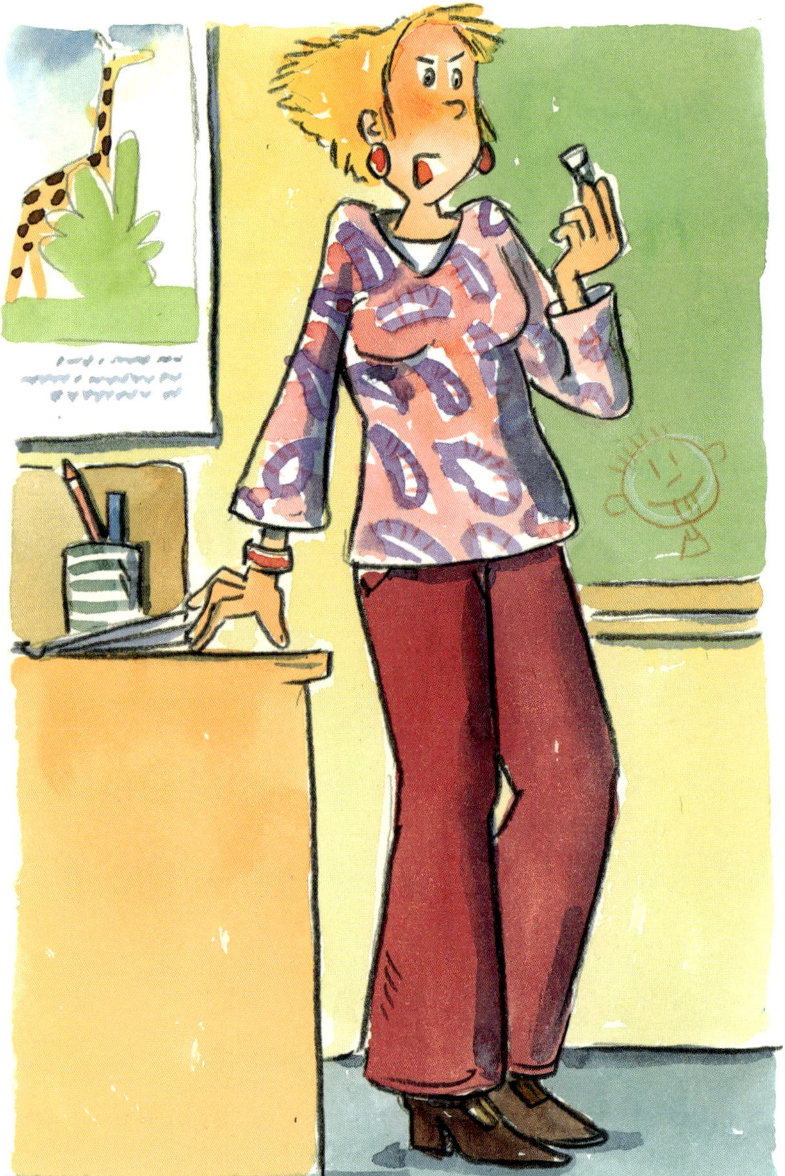

Frau Steppke sagt laut: „Grundsätzlich möchte ich, dass ihr hinaufgeht, wenn es zum Pausenende klingelt. Dann packt ihr euer Essen ein, kommt zur Ruhe, und wenn ich da bin, beginnt der Unterricht. Können wir das in Zukunft so handhaben?"
Die Kinder nicken und packen ihre Brote und die Trinkflaschen weg.
Denny erzählt noch den Witz zu Ende. Er ist fast fertig.
„Denny, das gilt auch für dich", sagt Frau Steppke. Schnell flüstert Denny den letzten Satz. Timur und die Kinder, die in Dennys Nähe sitzen, müssen lachen. Da schmettert Frau Steppke die Kreide auf den Boden und schreit: „Ruhe jetzt!"
Alle Kinder schauen auf die zersplitterte Kreide.
„Boah, guck mal, wie weit die geflogen ist", sagt Luis.

Mit einer schnellen Bewegung fegt Frau Steppke Luis' Federmäppchen vom Tisch. „Auch du bist jetzt endlich einmal still!" Nun ist es still in der Klasse, so still als sei niemand da. Auf dem Fußboden verstreut liegen die Buntstifte, der Füller, der Radiergummi, der Anspitzer aus Luis' Mäppchen.

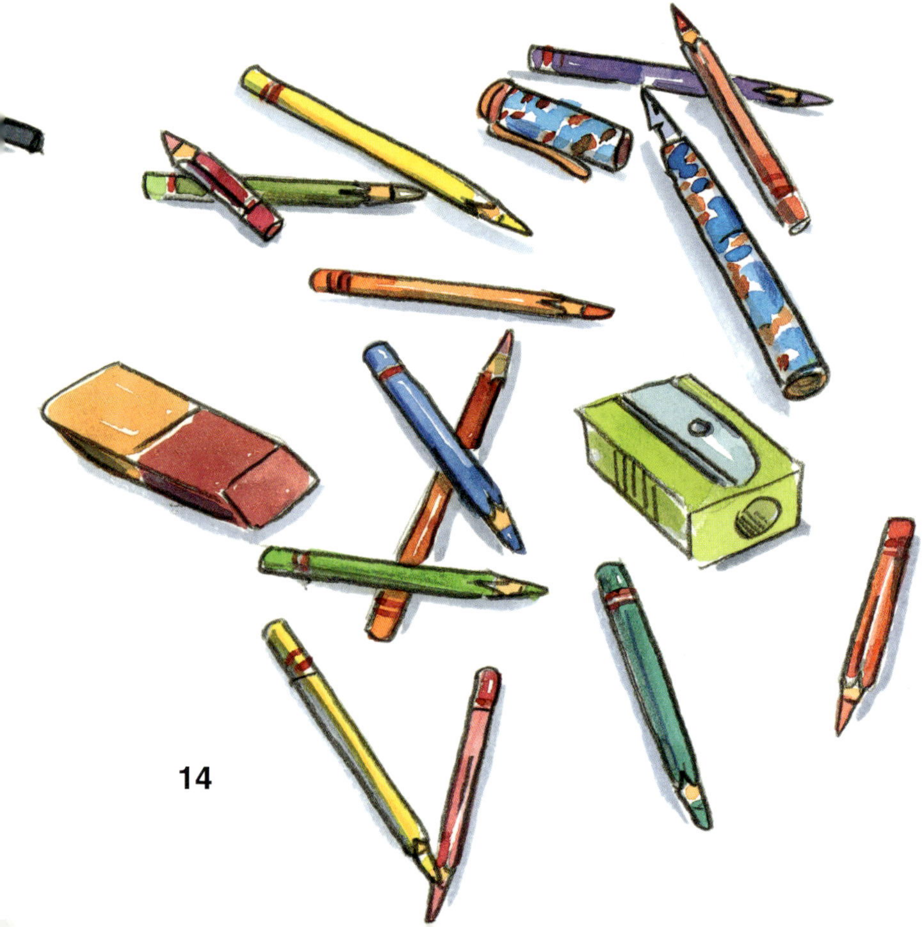

Bevor Frau Steppke wieder etwas sagen kann, steht Timur auf und geht nach vorn. Timur, der immer Angst hat, an der Tafel vor der Klasse zu stehen, der noch nie von sich aus etwas zur Lehrerin gesagt hat.

„Ich finde es nicht richtig, dass Sie die Federmappe auf den Boden geschmissen haben. Davon gehen die Stifte kaputt", sagt er zu Frau Steppke.

„Dich hat keiner gefragt. Ruhe, habe ich gesagt. Was mischst du dich überhaupt ein! Setz dich sofort auf deinen Platz!"

Aber Timur bleibt vor Frau Steppke stehen und sieht sie an. Sie rührt sich nicht. Wie erstarrt steht sie da.

Dann bückt sich Timur und sammelt die Stifte, den Füller, den Radiergummi, den Anspitzer und das Federmäppchen auf.

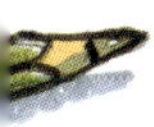

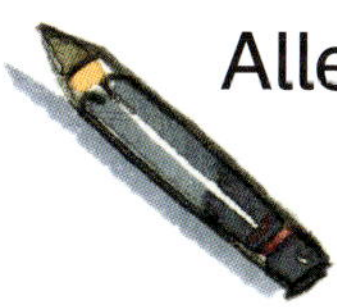

Alle schauen zu.

Timur gibt Luis die Sachen und setzt sich auf seinen Platz.

„Danke“, flüstert Luis.

Frau Steppke beginnt mit dem Unterricht.

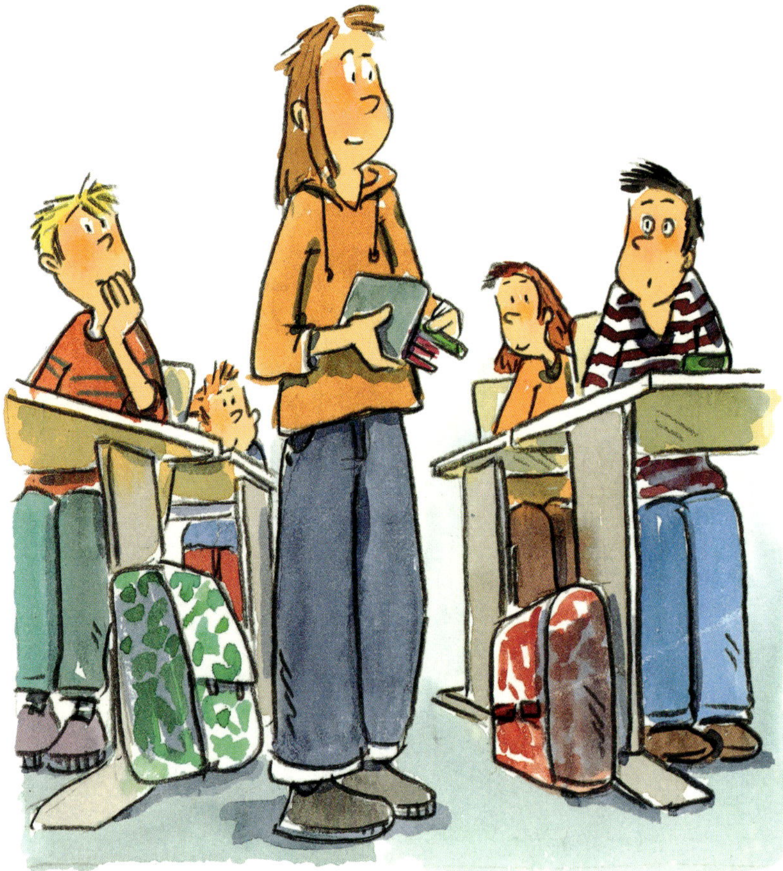

Olga traut sich

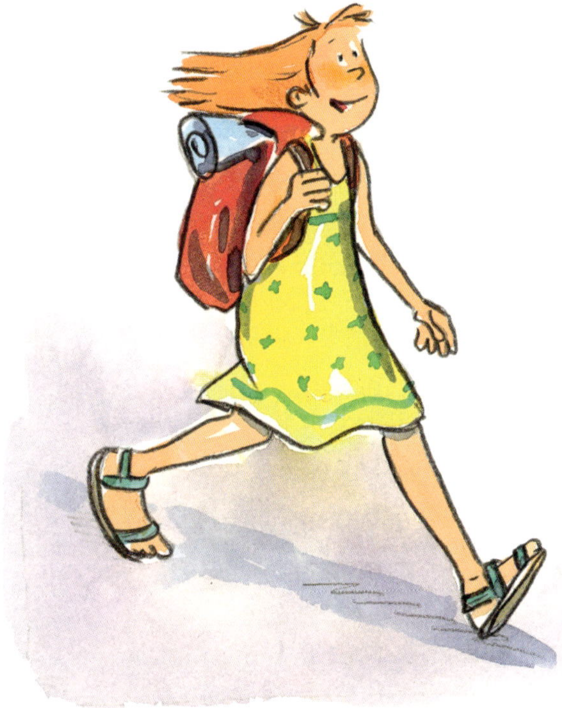

Olga stellt ihren Schulranzen in den Flur.
Sie nimmt ihre Schwimmsachen, etwas zu essen und zu trinken, das Eintrittsgeld und macht sich auf den Weg ins Freibad.
Sie will als Erste da sein und den besten Platz am Schwimmbecken besetzen.
Noch im Gras und nicht auf Stein.

Alles klappt. Olga erwischt den Platz und breitet ihre Decke weit aus, denn ihre Freundinnen sollen auch noch darauf passen. Olga legt sich gemütlich hin, halb im Schatten, halb in der Sonne. Der Schatten ist gesprenkelt – wenn der Wind in das Laub des Lindenbaumes fährt, springen die Sonnenflecken auf der Decke und ihrer Haut hin und her. Es sieht aus, als würden kleine Sonnenkugeln hin und her rollen. Olga wartet auf Merve und Leonie.

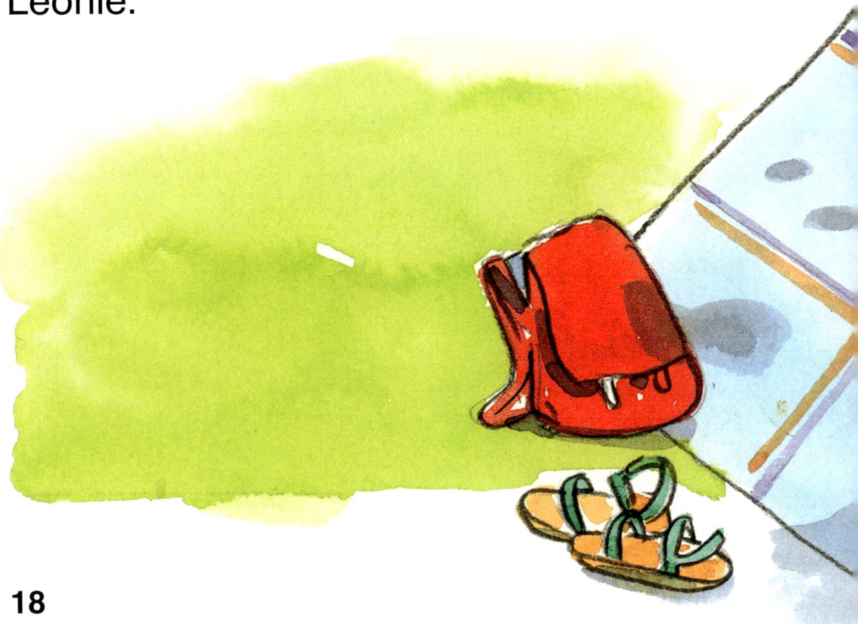

Sie ist die Einzige aus der 2a, die schon allein ins Schwimmbad gehen darf. Die meisten Kinder aus ihrer Klasse können noch nicht richtig schwimmen.

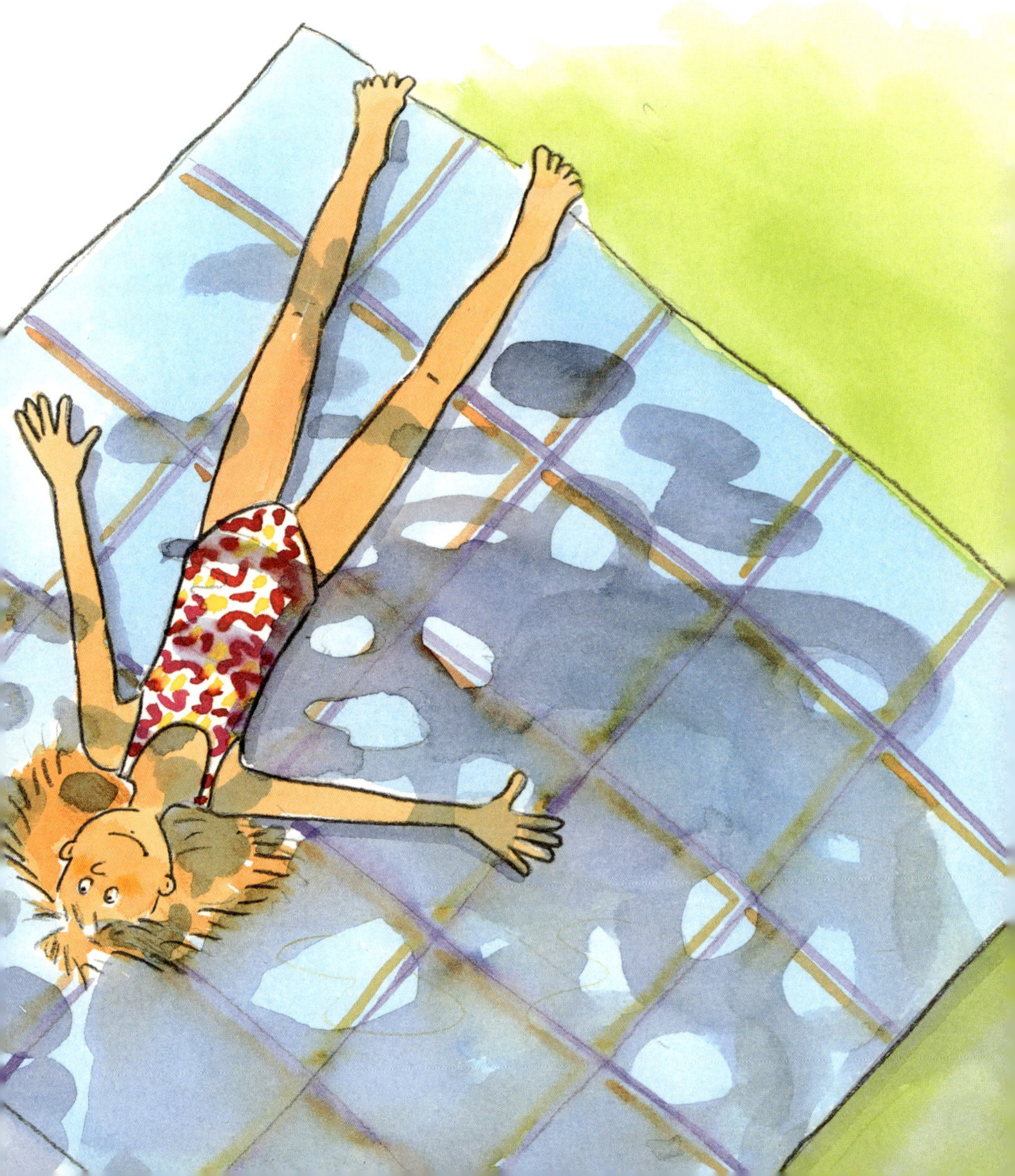

Olga kann schwimmen. Sie hat es von ihren Brüdern gelernt. Dann half sie ihrem Hund Lotte, die Angst vor dem Wasser zu verlieren. Das war in den Ferien. Olga planschte mit ihren Brüdern im See herum und Lotte rannte immerzu rastlos am Ufer hin und her und winselte. Sie setzte beide Vorderpfoten ins Wasser und bellte. Aber sie traute sich keinen Zentimeter weiter hinein.

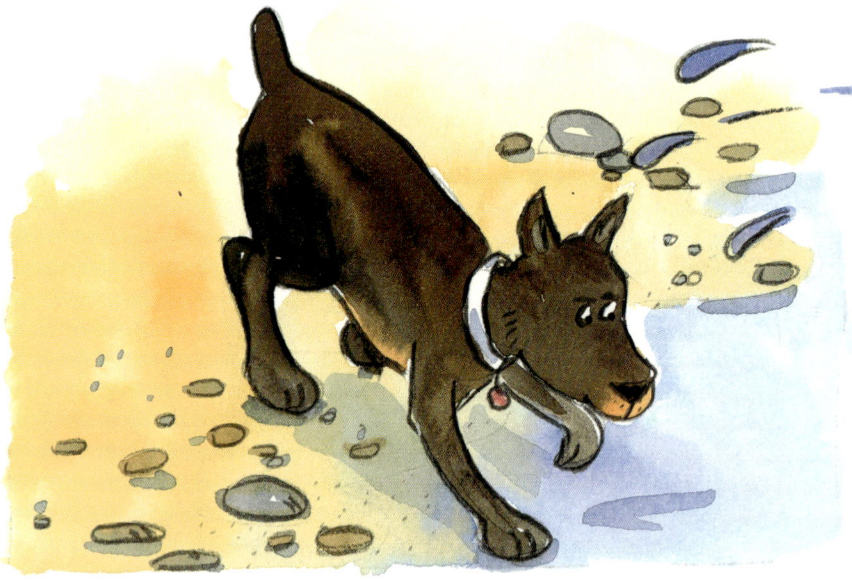

„Am liebsten wär ihr, dass wir alle aus dem Wasser rauskommen“, sagte Olgas Bruder Moritz.

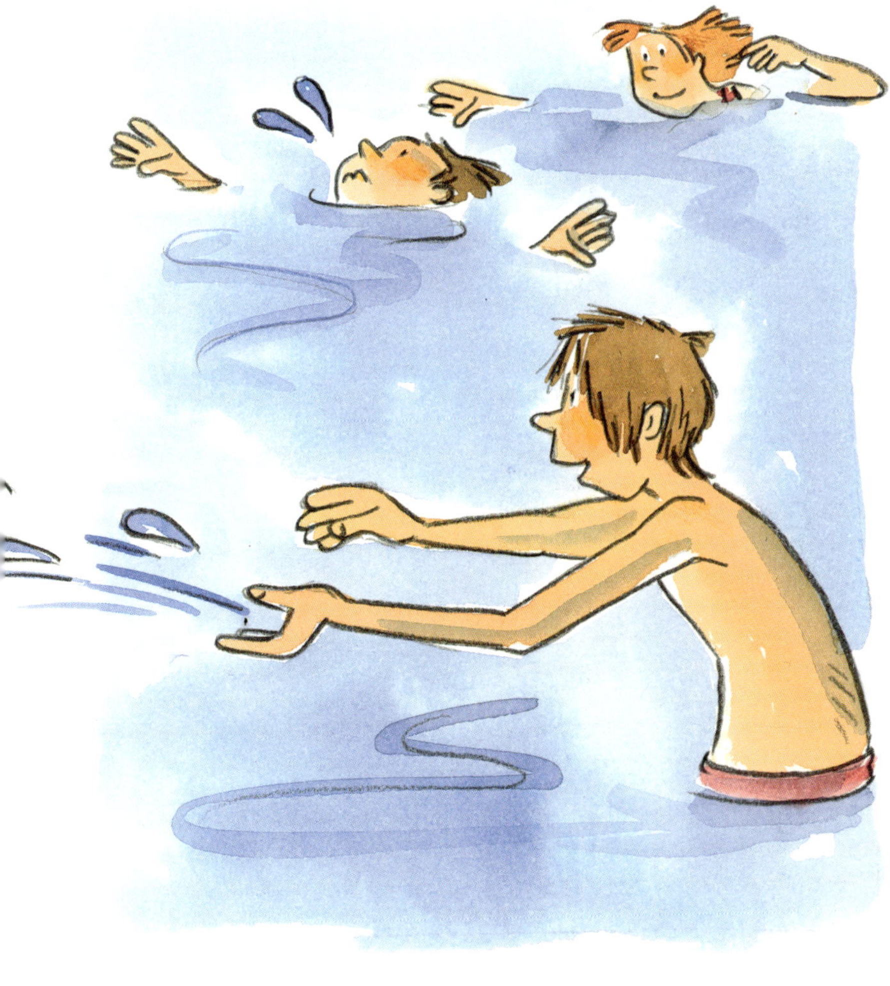

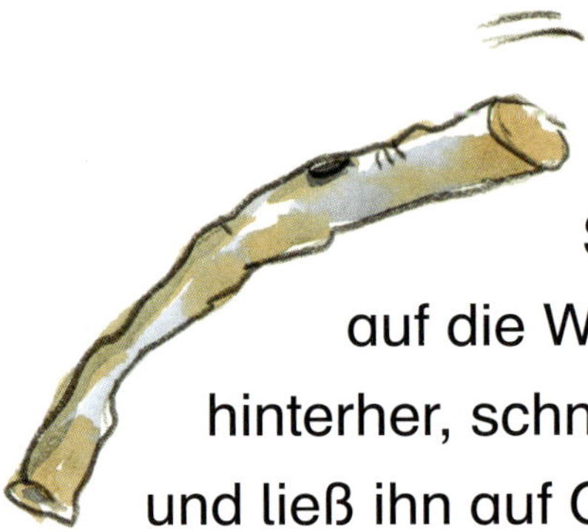

Olga suchte einen Stock und warf ihn auf die Wiese. Lotte raste hinterher, schnappte den Stock und ließ ihn auf Olgas Füße fallen. Olga warf den Stock ins Wasser. Lotte wollte hinterher, aber sobald ihre Vorderpfoten nass wurden, blieb sie stehen und jaulte nach dem Stock. Sie sah ihn vor sich schaukeln, kam aber nicht dran. Olga sprang in den See und trieb den Stock auf Lotte zu. Die schnappte ins Wasser, aber den Stock erwischte sie nicht. Ein, zwei Schritte platschte sie hinterher, dann gab sie auf und bellte wieder.
Lotte war ein junger, schwarzer Schäferhund-Mischling mit langen Beinen. Mit der Pfote versuchte sie den Stock aus dem Wasser zu angeln. Doch

das gelang auch nicht. Jetzt sahen auch Olgas Brüder und die Nachbarskinder zu, wie der Hund den See, den Stock und den Himmel anbellte. Schließlich warf Olga den Stock an Land. Lotte schnappte ihn und ließ ihn ins Wasser fallen.

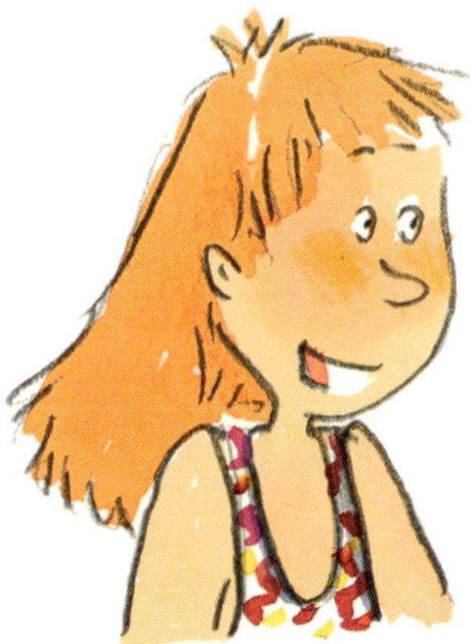

„Bist du doof?“, rief Olga, aber natürlich antwortete Lotte nicht. Sie bellte, winselte und streckte die Pfote aus. Wieder warf Olga den Stock an Land. Und Lotte? Lotte ließ ihn wieder ins Wasser fallen.

„Sie hat Angst, aber sie will es schaffen“, sagte Lena, das Nachbarmädchen. „Sie will es allein schaffen, du sollst ihr nicht helfen.“

„Woher weißt du denn das?“

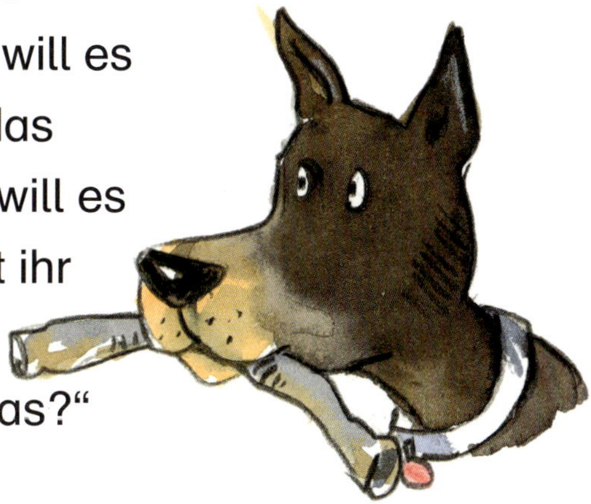

„Sieht man doch.“
Von diesem Hund, dachte Olga, kann ich was lernen. Der will was können und gibt nicht auf.
Lotte lief nervös am Ufer hin und her und bellte. Sie stand auf einem Stein, das Wasser unter ihr. Weit beugte sie sich vor, ihre Muskeln zitterten, immer wieder zuckte sie zurück, traute sich nicht. Aber dann sprang sie genau auf ihren Stock. Schneller, als sie gesprungen war, strampelte und rannte sie wieder ans Ufer. Dort drehte sie sich zweimal um sich selbst, schüttelte ihr Fell aus und sprang wieder ins Wasser – und schnell zurück an Land. Sie machte am Ufer Luftsprünge.
„Vor Freude, dass sie es geschafft hat“, sagte Lena.
Lotte sprang immer wieder hinein und blieb jedes Mal ein bisschen länger im

See. Mit den Pfoten paddelnd erwischte sie ihren Stock und brachte ihn an Land. Lena warf ihn wieder in den See. Lotte sprang mit einem Satz hinterher.

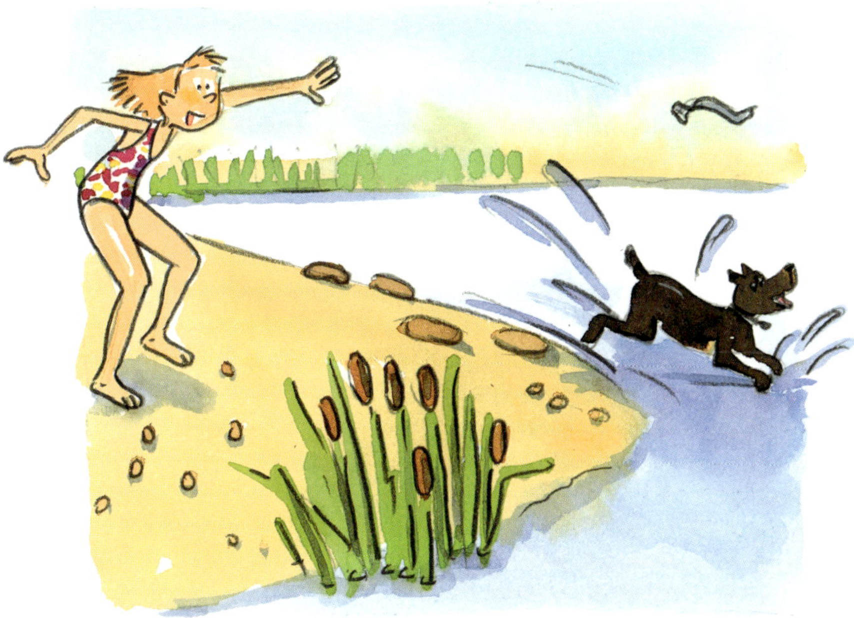

Jetzt hatte sie keine Angst mehr vor dem Wasser. Seitdem ist Lotte ein Wasserhund. Sie will in jedes Gewässer springen, das an ihrem Weg liegt, egal ob das ein Gartenteich oder eine

Matschpfütze, ein See oder die Badewanne ist.

„Hallo, Olga! Toller Platz!“, ruft Merve.

„Träumst du?“

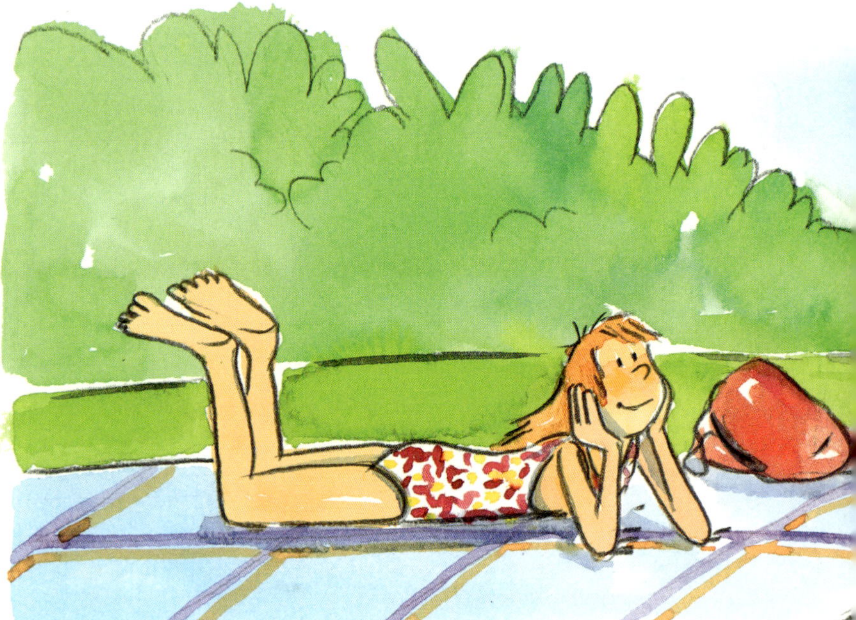

Olga nickt und sagt: „Habe gerade daran gedacht, wie mein Hund zum ersten Mal ins Wasser gesprungen ist.“
Merve und Leonie legen ihre Taschen ab und ziehen die Klamotten aus. Die Badeanzüge haben sie darunter. Die drei Mädchen laufen los und springen ins Wasser, in den Teil des Beckens, in dem sie noch stehen können.

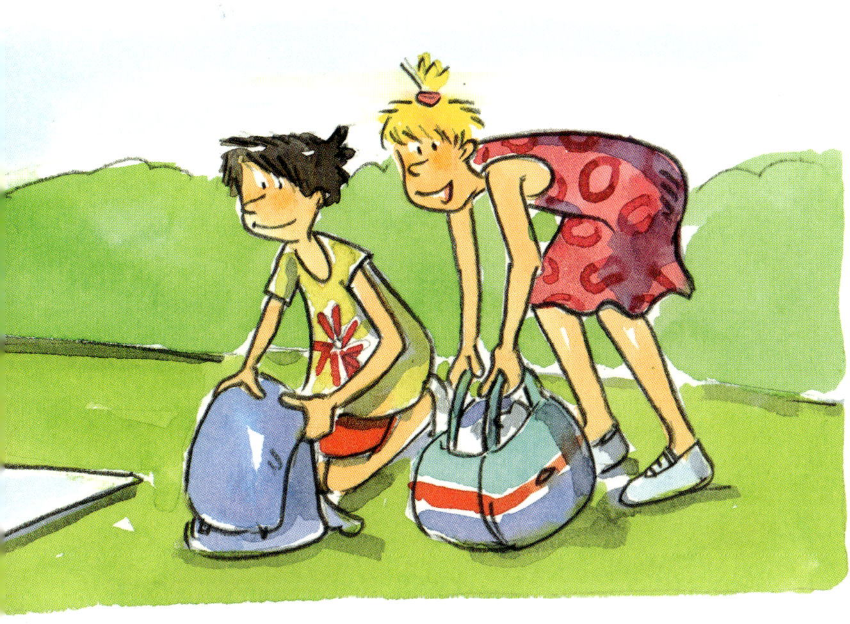

Sie spielen und tauchen, bis sie Gänsehaut und blaue Lippen haben. Sie klettern aus dem Becken und rennen fröstelnd zu ihrer Decke. Rundherum sind inzwischen kleine Haufen entstanden. Wie Maulwurfshügel liegen Handtücher und Taschen herum. Olga, Leonie und Merve wickeln sich in ihre Handtücher, kauern sich auf die Decke und packen ihr Essen aus.

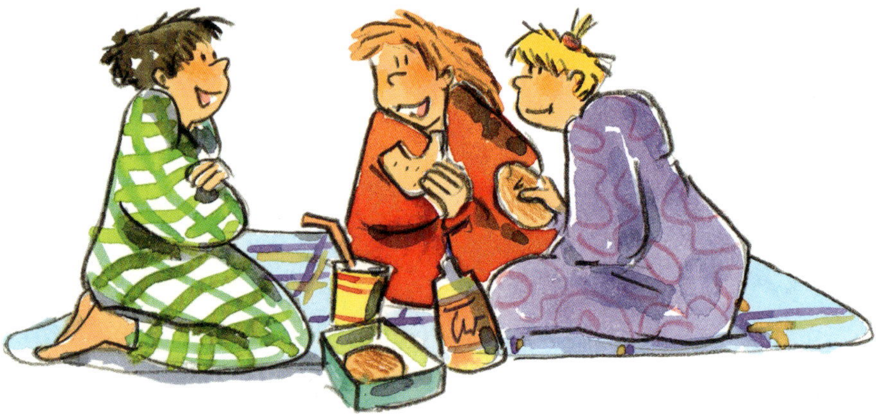

Allmählich beleben sich die Haufen rundherum. Die Handtücher neben ihnen gehören Jungen aus ihrer Klasse: Pascal,

Denny, Timur und Julius. Merve verdreht genervt die Augen. Auch noch Julius, dieser Angeber, der denkt, dass er immer alles kann. „Das kann ich schon“ ist sein Satz, auch wenn er etwas noch nie gemacht hat.

Der Bademeister fordert durch einen Lautsprecher alle Badegäste auf, das tiefe Becken zu verlassen: „In zwei Minuten wird der Zehnmeterturm geöffnet. Bitte haben Sie Verständnis, das Becken für Schwimmer bleibt fünfzehn Minuten gesperrt.“

Schon klettern die ersten Leute die Leiter bis ganz nach oben. Erwachsene, Halberwachsene und Kinder. Auf der Plattform warten sie, bis sie an der Reihe sind. Sie schauen, wie die Leute vor ihnen springen, und werden unruhig, je näher sie dem Brett kommen.

Olga,
Merve und
Leonie liegen
gemütlich auf
dem Bauch und
sehen zu. Ein
Mann ist an der
Reihe, er schaut
hinab, dann hebt er
seinen Kopf, hält sich die
Nase zu und macht einen
Schritt ins Leere. Abwärts – platsch!
Gerade hinein ins Wasser, das hoch
spritzt. Sobald er weggeschwommen ist,
nimmt eine Frau Anlauf und fliegt los, die
Arme ausgestreckt.

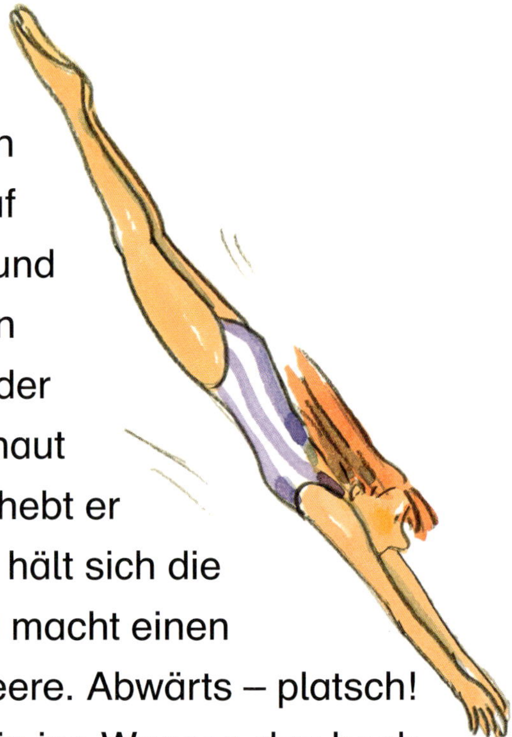

„Wenn die jetzt einen Bauchklatscher
macht!“, ruft Merve.
Aber die Frau schießt wie ein Pfeil mit den
Händen zuerst ins Wasser.

Neben den Mädchen auf der Decke sitzen die Jungen auf ihren Handtüchern.
„Guck mal, der Dicke! Wollen wir wetten, dass das Wasser zehn Meter hoch spritzt, wenn der springt?“, sagt Pascal.
Mit dem Rücken klatscht der Mann auf das Wasser, und es spritzt wirklich bis zu den Leuten, die oben stehen. Der nächste Mann verliert den Mut und dreht um.
Auch ein paar Kinder überlegen es sich anders, sobald sie am Ende des Brettes stehen und in die Tiefe gestarrt haben. „Guck mal!“ Olga entdeckt den dicken Mann, der gerade aus dem Wasser steigt. „Der hat einen knallroten Rücken.
Das hat bestimmt wehgetan.“

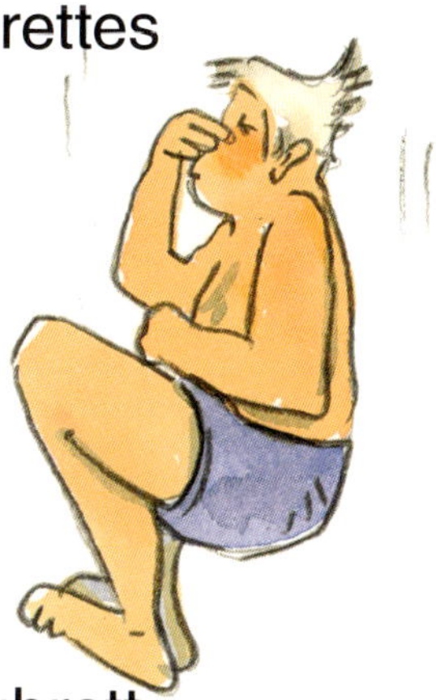

Jetzt tritt ein Junge auf das Sprungbrett.
Er geht Schritt für Schritt nach vorn, sieht hinab, hält sich die Nase zu, springt

mit Schwung in die Luft und schießt dann abwärts.

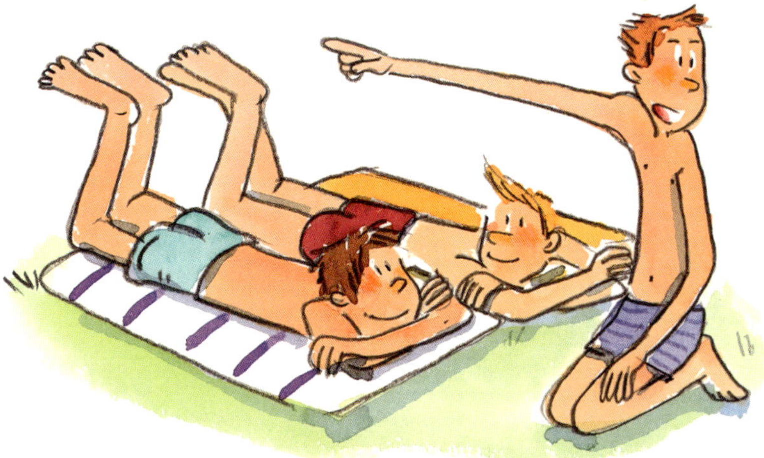

„Das würdet ihr euch nie trauen", sagt Julius in Richtung Olga, Merve und Leonie. „Mädchen können so was nicht."
„So ein Quatsch", erwidert Leonie. „Du traust dich ja selber nicht."
„Klar, traue ich mich. Das kann ich schon."
„So, das kannst du schon", spottet Olga.

„Logisch, habe ich schon längst gemacht.“ Julius grinst. „Aber ihr nicht. Ihr habt keinen Mut, ihr kleinen Angsthasen.“ Auch Pascal und Denny grinsen, nur Timur nicht. Zum Glück grinst der nicht so bescheuert, denkt Olga, denn den würde sie später, wenn sie groß ist, gern heiraten. Aber davon weiß niemand etwas.

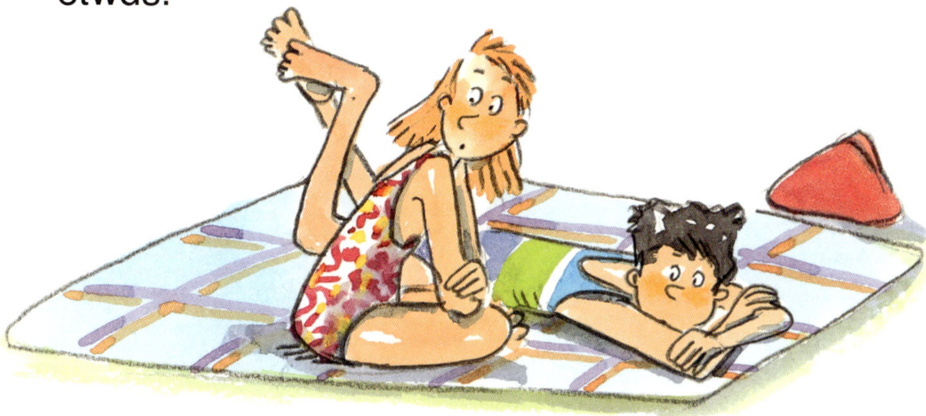

Jetzt fängt auch noch Denny an: „Siehst du ein einziges Mädchen da oben?“
„Du etwa nicht? Guck doch hin, da stehen welche.“ Olga wird langsam sauer.

„Aber die drehen wieder um“, sagt Julius. „Weil Mädchen sich nie was trauen.“
„Mann, du Affe, das weißt du doch nicht.“
Jetzt reicht es Merve. „Spring doch selber. Ich kann nicht schwimmen, ich bin doch nicht blöd und spring da runter. Mach’s selber, du Angeber, du Ich-kann-das-schon-Typ.“
„Ich geb doch keine Vorstellung für feige Mädchen.“

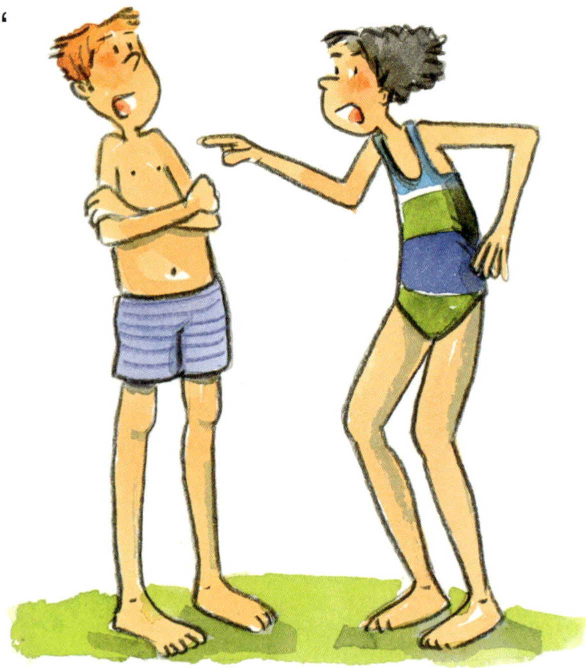

„Was willst du eigentlich?“, fragt Olga. Sie denkt einen Moment nach. Dann sagt sie: „Ich geh da jetzt hoch und zeig dir, dass ich mich traue. Aber nur, wenn du auch springst. Oder kannst du etwa nicht schwimmen?“

Julius kann schwimmen und plötzlich ist er ganz blass. Aber er folgt Olga, und hinter ihnen gehen die anderen beiden Mädchen und drei Jungen. Alle wollen mit hinauf, den Sprung von oben sehen. Und auch mal selbst gucken, wie hoch es von da oben aussieht. Aber am Fuße des Turms steht ein Bademeister und fragt alle Kinder, ob sie schwimmen können. Außer Olga und Julius sagen nur noch Leonie und Pascal Ja und dürfen mit hoch, weil sie das Bronze-Schwimmabzeichen haben. Die anderen warten unten. Olga ist wütend, aber Stufe um Stufe, die sie höher steigt, verraucht ihre Wut. Hinter ihr kommt Julius. Manchmal ist er nett. Was ist bloß mit dem plötzlich los? Olga sucht mit ihrem Blick den Baum, unter dem ihre Decke liegt. Baum, fragt sie still für sich, soll ich springen? Die Blätter rascheln und die Decke sieht aus wie eine Puppendecke. Jetzt ist Olga oben. Und vor ihr springt ein Mädchen. Und hinter ihr stehen zwei Jungen, die denken, sie traut sich nicht. Und über ihr schwebt eine Wolke, die sich gerade vor die Sonne schiebt. Und das Wasser da unten ist weit weg. Und wenn sie das Becken verfehlt? Es sieht so klein aus. Und wenn der Wind kommt und sie fortträgt? Und wenn sie einen Bauchklatscher macht und ihre Haut so rot wird wie bei dem Mann und brennt? Aber bestimmt macht es Spaß, die Luft zischen zu hören und zu fliegen.

Und bis auf den Grund zu stoßen und
dann wieder an die Wasseroberfläche zu
schießen.

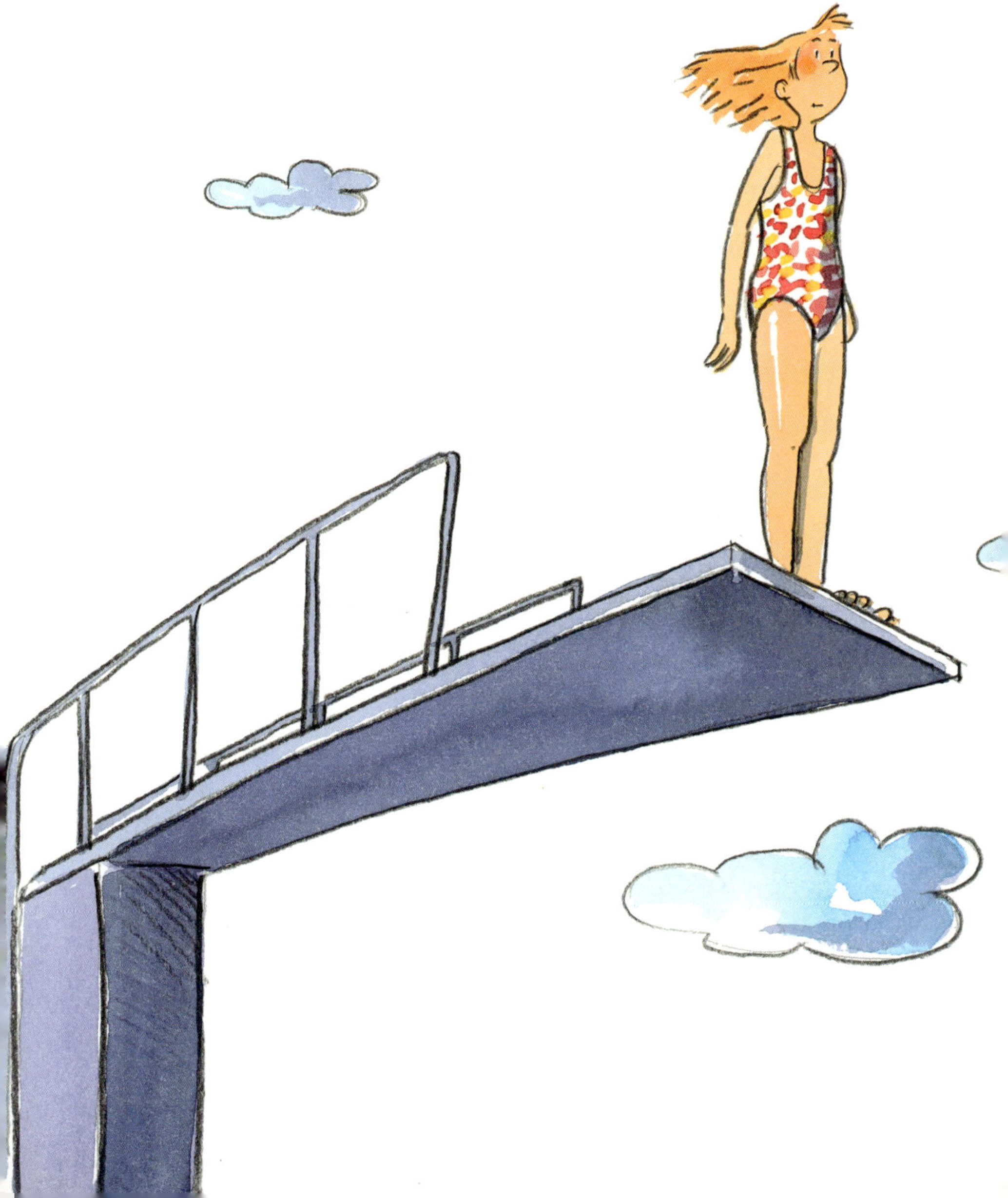

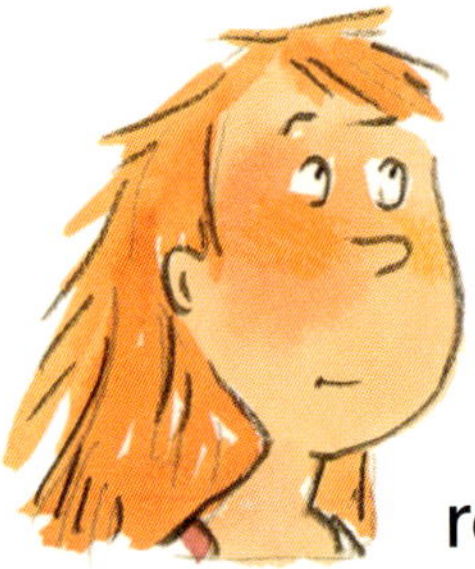

Zwei Spatzen fliegen vorbei. Olga steht jetzt an der äußersten Spitze des Sprungbrettes. Ihre Zehen ragen darüber hinaus. Sie möchte das Gras unter den Füßen spüren, ganz nah bei dem Baum sein, der nie von seinem Fleck wegkann. In Sicherheit. Olga dreht um. Sie geht hocherhobenen Hauptes an Julius vorbei und sagt: „Spring doch selber. Wegen so einem Blödkopf mach ich das nicht. Ich habe Angst da runterzuspringen. Zeig doch mal, ob du dich traust.“ Und sie klettert hinab, die Leute rücken zur Seite, lassen sie durch. Pascal und Leonie, aber auch Julius, werfen nur einen kurzen Blick in die Tiefe, dann folgen sie Olga. Sie folgen ihr schweigend bis zum Baum, wo sie sich auf die Decke legt und in ihren Apfel beißt.

Die anderen setzen sich ins Gras, Merve sagt: „Na ja“, und atmet tief durch. Etwas anderes scheint den anderen auch nicht einzufallen. Nur Julius räuspert sich. Dann sagt er doch nichts, dann räuspert er sich wieder, dann sagt er: „Hätte ich mich nie getraut.“
„Was?“
„Zu sagen, dass ich Angst habe. Finde ich echt mutig von dir.“ Die anderen nicken und niemand lacht Julius aus.

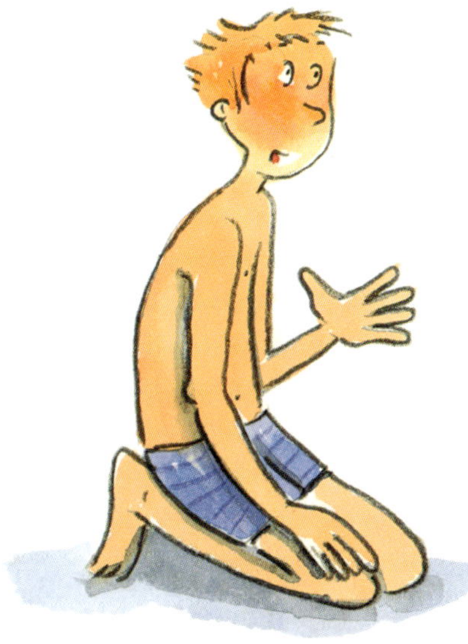

Pascal wünscht sich was

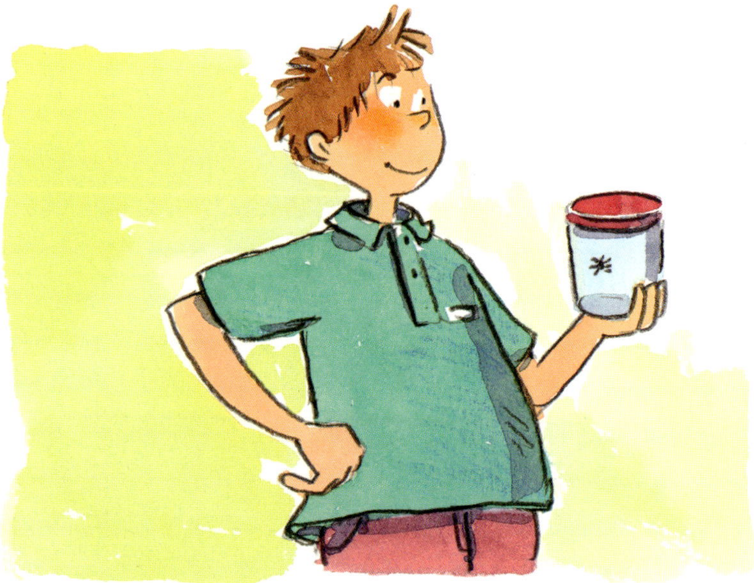

Pascal kann gegen Spinnen kämpfen, aber seinem Vater zu sagen, was er denkt, das traut er sich nicht. Er fürchtet, dass sein Vater schlechte Laune bekommt, und wenn der erst mal schlechte Laune hat, schweigt er stundenlang.
Dabei hat Pascal seinen Vater sehr lieb, besonders, wenn er lacht. „Aber er lacht fast nie." Das erzählt er seiner Mutter.

„Wozu gehe ich überhaupt dahin?“, fragt er sie ein anderes Mal. „Papa hat sowieso nie Zeit für mich. Er spricht kaum mit mir. Nur: Gibst du mal das Salz rüber. So etwas.“

Pascals Eltern leben nicht zusammen, er wohnt bei seiner Mutter und besucht jedes zweite Wochenende seinen Vater, seine Stiefmutter und seinen Stiefbruder Theo. Theo ist gleich alt wie Pascal. Die beiden verstehen sich gut. Beim Vater schläft Pascal in einem Stockbett. Unten er und Theo oben.

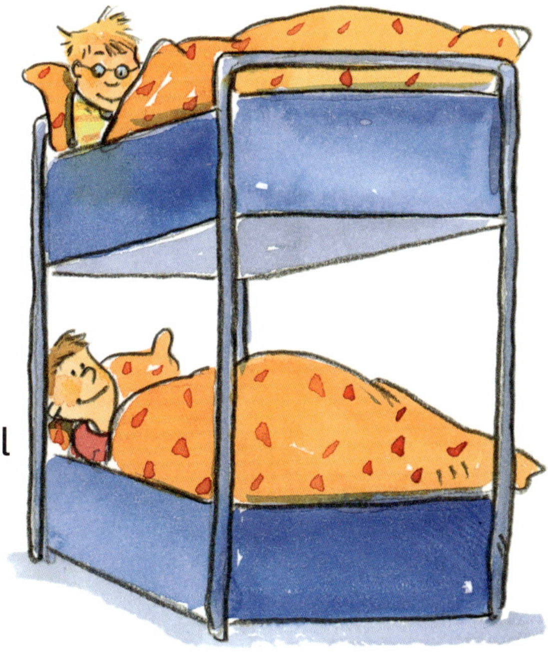

Am Freitagabend, als das Licht schon ausgeschaltet ist, beugt Theo sich hinunter und flüstert: „Pascal? Ich finde es ganz schön blöd, dass Papa nie Zeit für uns hat.“
„Ich auch“, erwidert Pascal. „Immer hocken wir nur in der Wohnung. Ich würde so gern mal was mit Papa unternehmen. Und mit ihm reden.“
„Genau.“ Theos Kopf hängt nach unten, beide schweigen. Bis Pascal aufsteht und das Licht wieder anknipst. Theo ist sofort aus dem Bett gesprungen und setzt sich neben ihn auf den Teppich. Pascal und Theo überlegen, was sie tun könnten, und beschließen, einen Wunschzettel an Papa zu schreiben. Sie hocken auf dem Fußboden und denken darüber nach, was sie mit Papa gern tun würden.
Pascal schreibt alles auf.

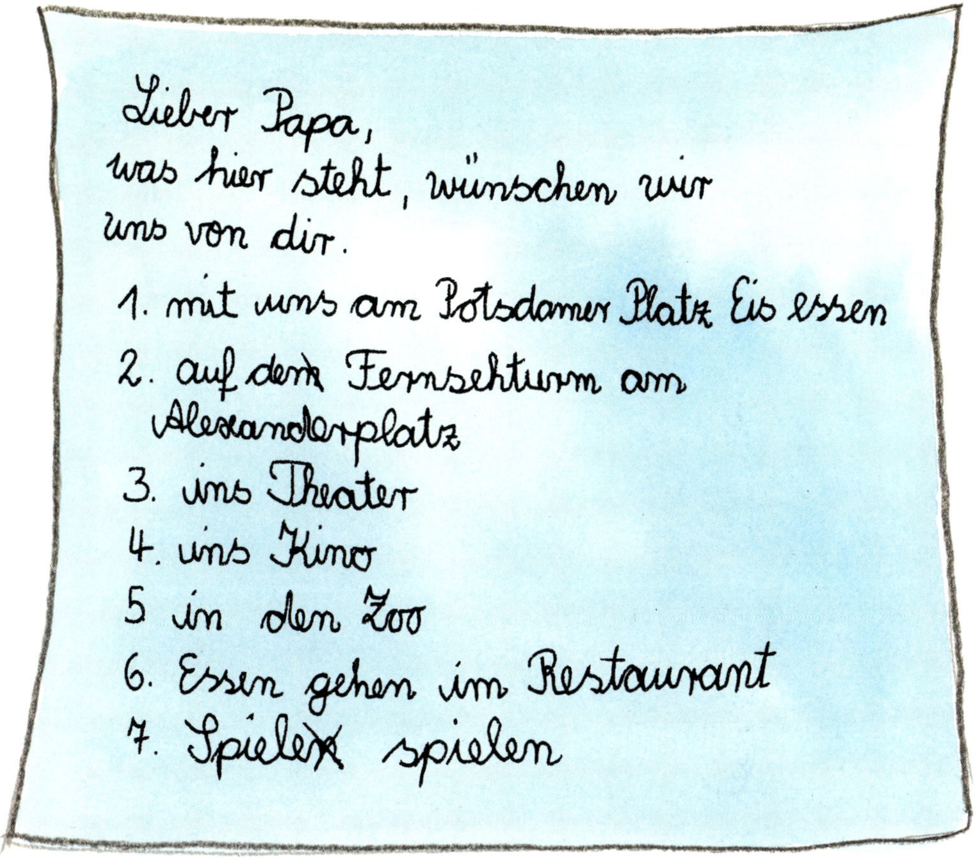

Lieber Papa,
was hier steht, wünschen wir uns von dir.

1. mit uns am Potsdamer Platz Eis essen
2. auf dem Fernsehturm am Alexanderplatz
3. ins Theater
4. ins Kino
5 in den Zoo
6. Essen gehen im Restaurant
7. Spiele~~n~~ spielen

Theo faltet den Zettel. Dann schleicht er in die Küche, legt den Brief auf den Küchentisch und kommt schnell zurück. Sie kuscheln sich wieder in die Betten und schlafen gleich ein.

Am nächsten Tag liegt der Zettel noch auf dem Küchentisch. Papa und Theos Mama lesen ihn und Papa sagt: „Na gut. Dann fangen wir dieses Wochenende mal mit euren Wünschen an.“
Und sie gehen Eis essen am Potsdamer Platz.

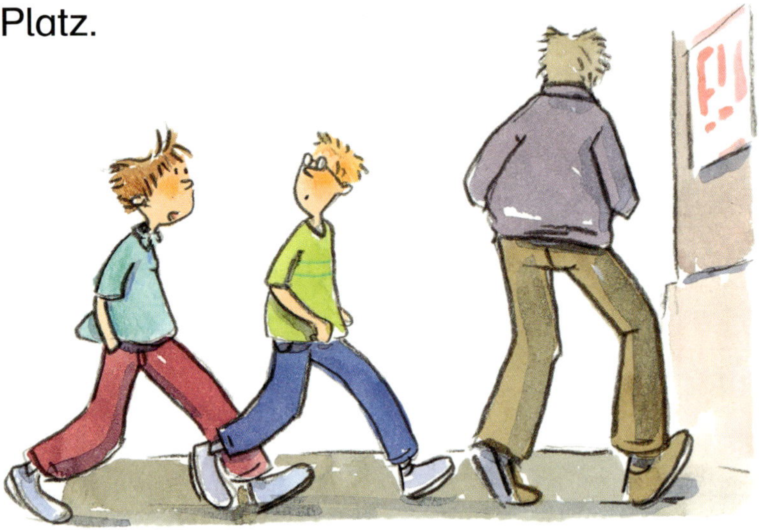

Ein paar Tage später fragt Pascal seine Mutter: „Wozu braucht ein Mensch drei Fernseher und zwei DVD-Spieler? Mit dem Geld soll Papa lieber Ausflüge mit uns machen.“

„Das müsst ihr ihm sagen.“
„Wir haben schon eine Wunschliste geschrieben mit Fernsehturm, Kino und anderen Sachen.“
„Und?“, fragt Mama.
„Wir waren Eis essen, aber Papa hat noch einen Freund eingeladen und die ganze Zeit mit dem geredet und nicht mit uns“, erzählt Pascal.
„Aber wenn ihr euch wünscht, mit ihm ins Kino zu gehen“, sagt Pascals Mutter, „dann könnt ihr doch auch nicht miteinander reden.“
„Im Kino könnten wir wenigstens neben ihm sitzen, das wäre doch auch schön.“
Pascal legt den Kopf auf die Schulter seiner Mutter.
„Ihr beide“, sagt sie, „müsst ihm das alles sagen. Genau so, wie du es mir erzählst.“
Pascal denkt nach. Mit Papa zu reden ist

schwierig. Wenn er dann schlechte Laune hat, spricht er gar nicht mehr. Und wie sagt man so was? Pascal schüttelt den Kopf.

„Hab Mut. Manche Sachen merkt Papa nicht selbst. Wenn dir etwas fehlt oder dich etwas stört, musst du es sagen. Am besten sofort."

Die Mutter schiebt ihn zum Telefon.

„Ruf ihn an und sag es ihm jetzt."

Pascal schüttelt den Kopf, vor Schreck ist er ganz rot geworden. Lieber macht er sofort Hausaufgaben für die ganze Woche als Papa anzurufen.

Als das Papa-Wochenende näher rückt, fängt seine Mutter wieder mit dem Thema an. „Sag ihm gleich, wenn er dich abholt, dass du mit ihm etwas besprechen möchtest. Er soll mit dir in ein Café gehen, da sagst du ihm dann alles."

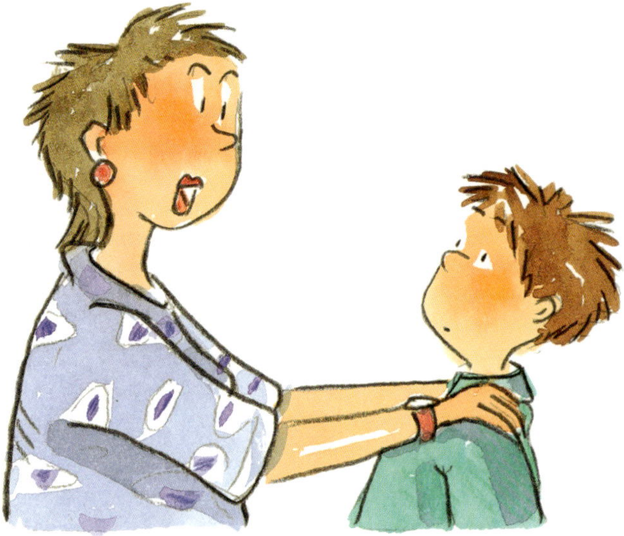

Pascal nickt. Er ist so nervös, dass er nur herumsteht und überhaupt nichts mit sich anzufangen weiß. Dabei sind noch zwei Stunden Zeit, bis Papa ihn abholt. Als es endlich so weit ist, klingelt das Telefon. Papa ist dran. „Pascal, bitte komm heute mit der U-Bahn. Ich bin am anderen Ende der Stadt."
Pascal packt seine Tasche und steht im Flur. Er will gehen und nicht gehen, zu

Papa gehen und bei Mama bleiben, er kann sich nicht entscheiden.
„Ich bringe dich hin“, sagt Mama.
Und so fährt sie Pascal bis vor Papas Haustür.

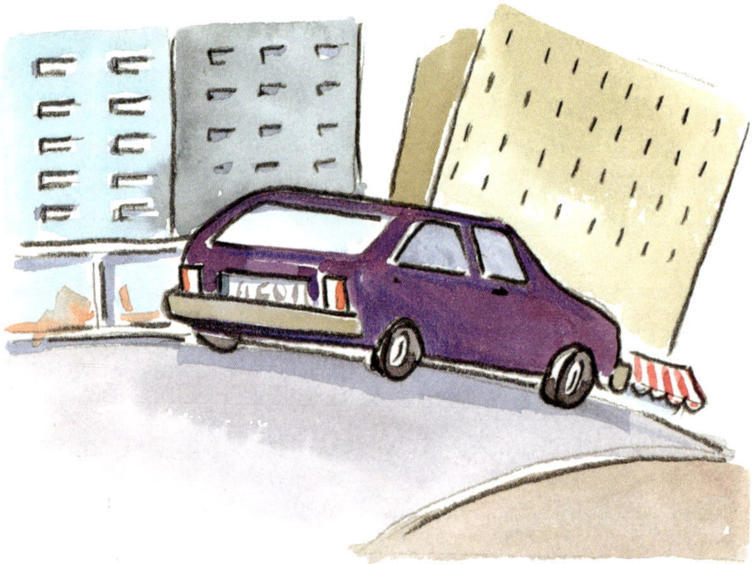

Den ganzen Weg über sagt sie: „Sag es ihm gleich als Erstes. Wenn du einen Tag wartest, sagst du es doch nicht. Sei mutig. Sofort, wenn du deine Jacke ausgezogen hast.“

Pascal nickt nur und schweigt. Bevor er aussteigt, umarmt er seine Mutter dreimal und dreimal sagt sie: „Sei mutig.“
Mit schweren Schritten geht er zur Haustür. Er klingelt, winkt seiner Mutter und geht hinein. Theo erwartet ihn schon. Pascal ist froh, dass er einen Bruder hat. Dass jemand an seiner Seite ist, als er jetzt zu Papa geht und sagt: „Papa? Wir wollen mal mit dir sprechen.“
Und dass er jetzt „wir“ sagen kann und Theo ihm gleich helfen wird. Pascal überläuft es heiß und kalt und er wünscht sich, er hätte nichts gesagt. Aber wie sollte er Theo erklären, dass er sich doch nicht traut mit Papa zu sprechen. Papa faltet die Zeitung zusammen.
„Was gibt's?“
Pascal schluckt, zögert und plötzlich ist Mamas Stimme in seinem Kopf: Sei mutig,

sei mutig, sei mutig. Und Theos Augen sagen: Los, los, los, sag was, sag was, sag was.
„Ich ... wir finden es schade, dass du so wenig Zeit für uns hast."
Das ist nur der Anfang, der schwerste Satz, und Papa wird nicht böse und sagt nicht: „So ein Blödsinn!"
Da wird es leichter und leichter und die Worte sprudeln aus ihnen heraus. Dass sie nie miteinander reden, auch mit Theos Mutter kaum. Und wozu braucht man so einen großen Esstisch, den man nur für Gäste benutzt, wenn sowieso nie Gäste kommen? Und dass Papa nie mit ins Kino geht, sie nur hinbringt und abholt. Und dass sie sich mit ihm unterhalten wollen, dass der Fernseher dann ausgeschaltet sein müsste, dass sie Ausflüge machen und öfter aus der Wohnung hinausgehen

wollen. Und dass sie sich allein gelassen fühlen. „Es ist langweilig, immer allein im Kinderzimmer.“

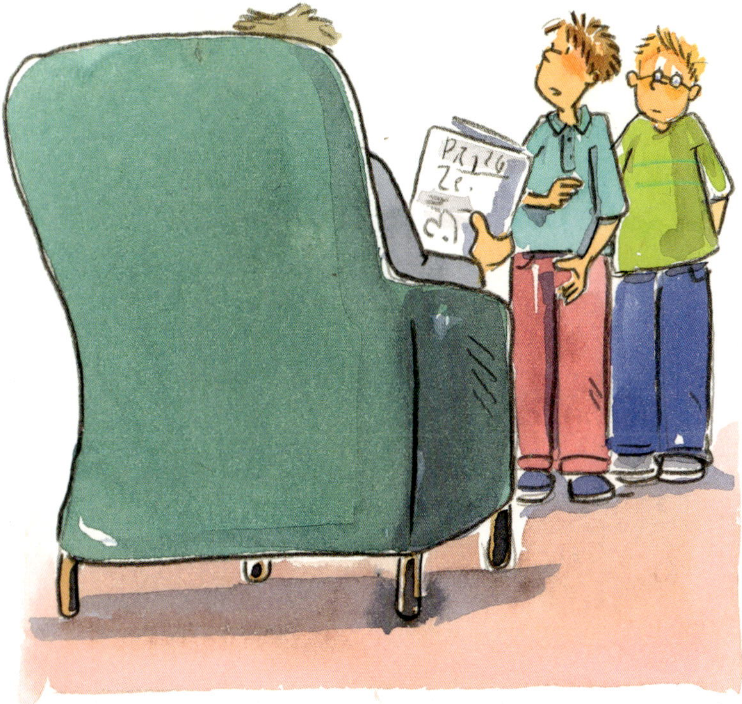

„Macht ihr mir jetzt einen Vorwurf?“, fragt Papa und sieht nicht lustig aus.
„Nein“, sagt Theo. „Wir sagen dir unsere Wünsche.“
„Wir sind Kinder“, sagt Pascal.

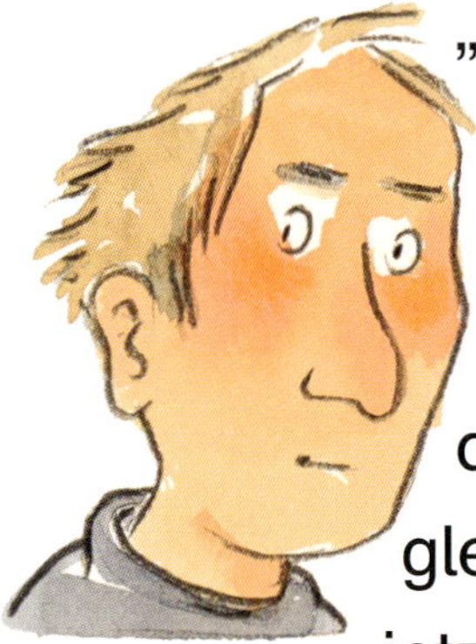

„Und was soll das heißen?“ Papas Stimme klingt streng. Pascal merkt, wie er sich schon duckt, als würde Papa gleich schimpfen. Aber jetzt will er nicht aufgeben.
„Kinder brauchen doch Eltern, die Zeit für sie haben.“
Papa schimpft nicht, er ist ganz still und hat trotzdem nicht sein langes, schlecht gelauntes Gesicht.

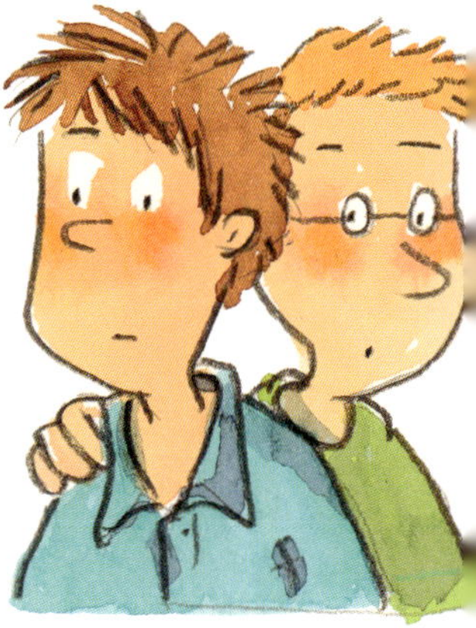

Pascal ist nach Weinen zumute. Nicht, weil er traurig ist, sondern weil er es geschafft hat, zu sagen, was er denkt. Er möchte weinen vor Erleichterung. Papa sagt weiter nichts. Nur: „Mal sehen.“

Am Samstag geht er nach dem Frühstück arbeiten. Am Sonntag schläft er bis mittags. Aber am Abend lädt er seine beiden Söhne und Theos Mutter zum Essen ein. Und so sitzen sie an einem Tisch im Restaurant, ohne Fernseher, ohne Telefon, ohne andere Erwachsene und unterhalten sich. Darüber, was sie gerne tun und was sie später mal machen möchten. Pascal ist froh.

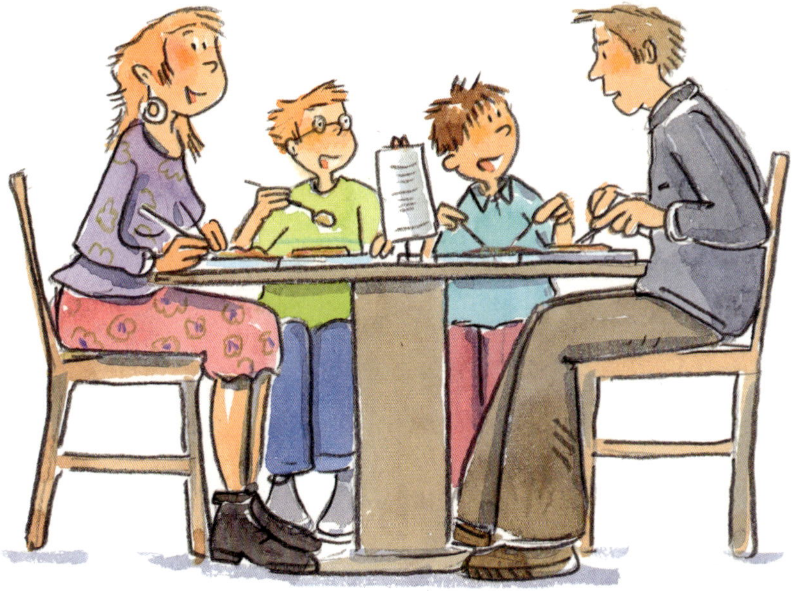

„Papa will noch zehn Jahre so viel arbeiten“, erzählt Pascal seiner Mutter nach dem Wochenende. „Dann will er aufhören und aus Stein Figuren hauen.“
„In zehn Jahren seid ihr erwachsen, ihr braucht seine Zeit jetzt.“
Jetzt, das ist Mamas Wort. JETZT. Ja, denkt Pascal. Das sage ich Papa nächstes Mal, dass wir in zehn Jahren, wenn er mehr Zeit hat, schon erwachsen sind. Er hat nicht mehr so große Angst, dem Vater seine Gedanken zu sagen.
Mama fragt: „Woher soll Papa denn wissen, was du willst, wenn du es ihm nicht sagst?“
Pascal findet das komisch. Jedes Kind will doch, dass die Eltern Zeit für ihre Kinder haben, das braucht man doch nicht extra zu sagen. Aber Mama erklärt ihm warum: „Um Papa hat sich keiner

gekümmert, als er ein Kind war. Er kennt das nicht aus eigener Erfahrung. Deshalb müsst ihr ihm besonders viel erklären.“ Das nimmt Pascal sich fest vor. Der Anfang ist ja geschafft.

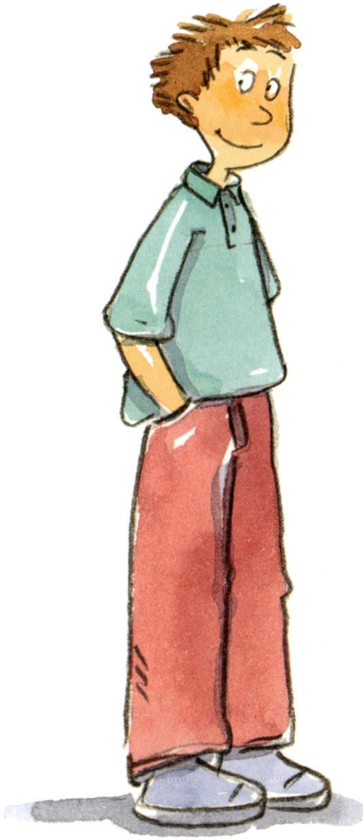

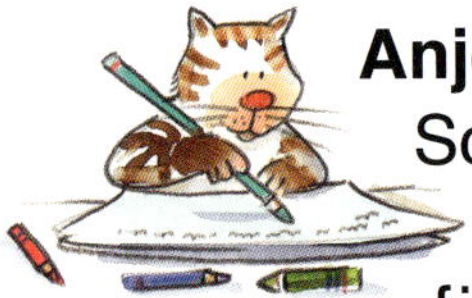

Anja Tuckermann lebt in Berlin. Sie ist Schriftstellerin und Journalistin und schreibt sowohl für Kinder als auch für Erwachsene. Daneben regt sie Kinder und Erwachsene in Kursen zum eigenen Schreiben an. Für ihre Bücher, Reportagen und Theaterstücke erhielt sie schon zahlreiche Preise und Auszeichnungen, darunter den Kurt-Magnus-Preis der ARD. Wenn sie stark sein möchte oder sich vor etwas fürchtet, hängt sie sich die Kette mit der Löwenkralle um.

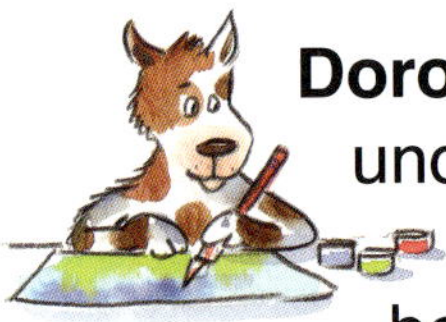

Dorothea Tust wurde im Rheinland geboren und studierte in Wuppertal Grafik-Design. Direkt im Anschluss an ihr Studium begann sie als freiberufliche Illustratorin für verschiedene Kinderbuchverlage zu arbeiten. Daneben war sie für das Kinderfernsehen tätig, u. a. für die berühmte „Sendung mit der Maus". Eigentlich hält sich Dorothea Tust für ziemlich mutig. Wenn allerdings ein großer Hund auf sie zukommt, wechselt sie doch vorsichtshalber die Straßenseite.

Leserätsel
mit dem Leseraben

Super, du hast das ganze Buch geschafft! Hast du die Geschichten ganz genau gelesen? Der Leserabe hat sich ein paar spannende Rätsel für echte Lese-Detektive ausgedacht. Mal sehen, ob du die Fragen beantworten kannst. Wenn nicht, lies einfach noch mal auf den Seiten nach. Wenn du die richtigen Antwortbuchstaben in die Kästchen auf Seite 58 eingesetzt hast, bekommst du das Lösungswort.

Fragen zu den Geschichten 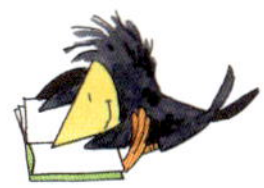

1. Wieso ist Timur anfangs in den Pausen alleine? (Seite 8)
F: Weil er sich nicht traut, jemanden anzusprechen.
A: Weil ihm Olga mit ihren neugierigen Fragen auf die Nerven geht.

2. Wie reagiert Frau Steppke, als Timur sich nicht sofort auf seinen Platz setzt? (Seite 15)
K: Sie bekommt einen Wutanfall.
R: Sie bleibt wie erstarrt stehen.

3. Warum klettert Olga auf den Zehnmeterturm? (Seite 32–35)

F : Weil Olga mit Julius gewettet hat.

E : Weil Olga Julius beweisen will, dass auch Mädchen Mut haben.

4. Was hätte sich Julius nie getraut? (Seite 39)

O: Vom Zehnmeterturm zu springen.

B : Zu sagen, dass er Angst hat.

5. Was wünschen sich Pascal und Theo von ihrem Papa? (Seite 42)

A: Dass er mehr Zeit mit ihnen verbringt.

E : Dass er nie mehr schlechte Laune hat.

6. Warum ist Pascal nach dem Gespräch mit Papa zum Weinen zumute? (Seite 52)

L : Weil er so traurig ist, dass Papa ihn nicht versteht.

D: Vor Erleichterung, weil er es geschafft hat, zu sagen, was er denkt.

Lösungswort:

1	2	3	I	4	5	6

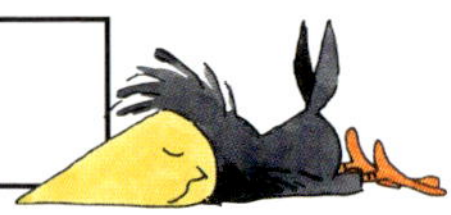

Rabenpost

Super, alles richtig gemacht! Jetzt wird es Zeit für die RABENPOST.
Schicke dem LESERABEN einfach eine Karte mit dem richtigen Lösungswort. Oder schreib eine E-Mail.
Wir verlosen jeden Monat 10 Buchpakete unter den Einsendern!

An den LESERABEN
RABENPOST
Postfach 20 07
88 190 Ravensburg
Deutschland

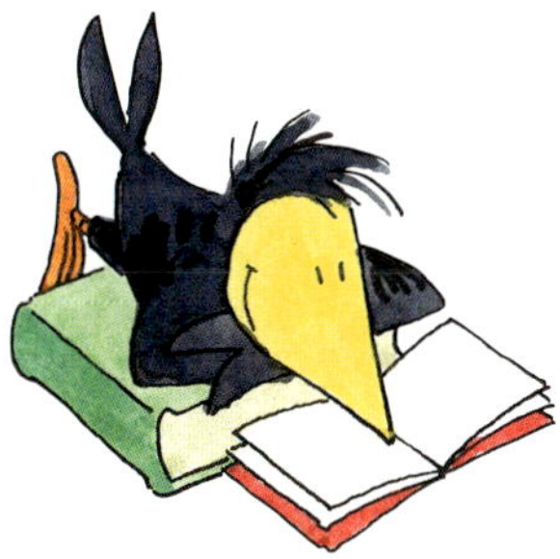

leserabe@ravensburger.de
Besuche mich doch auf meiner Webseite:
www.leserabe.de

Ravensburger Bücher vom Leseraben

Leserabe

Lesespaß für Leseprofis ab der 3. Klasse

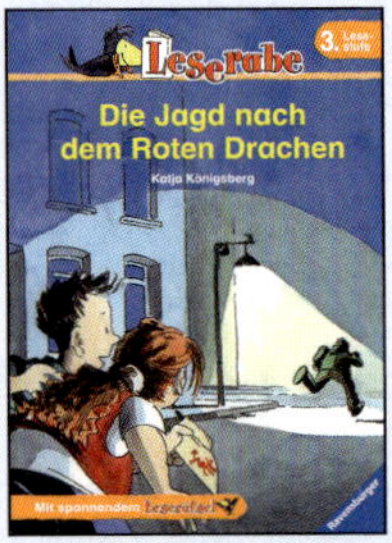

ISBN 978-3-473-**36342**-1

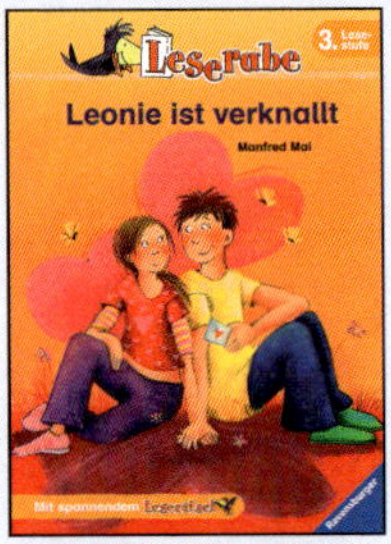

ISBN 978-3-473-**36214**-1

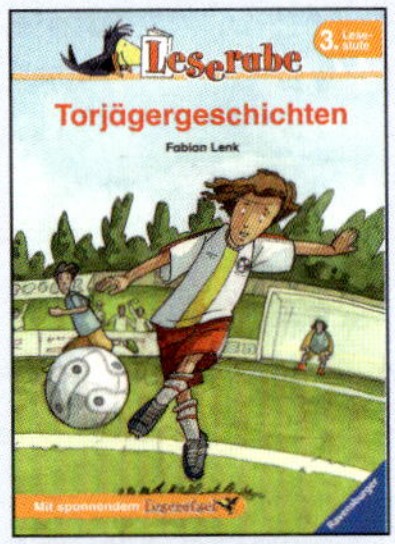

ISBN 978-3-473-**36344**-5

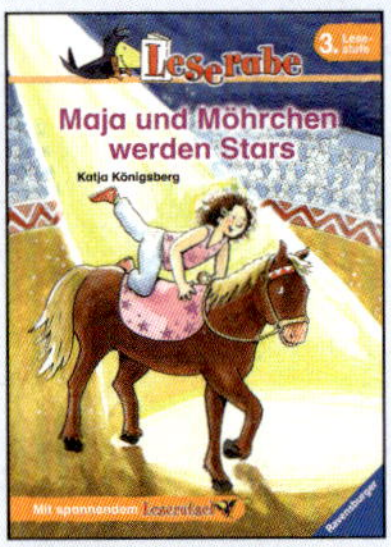

ISBN 978-3-473-**36343**-8

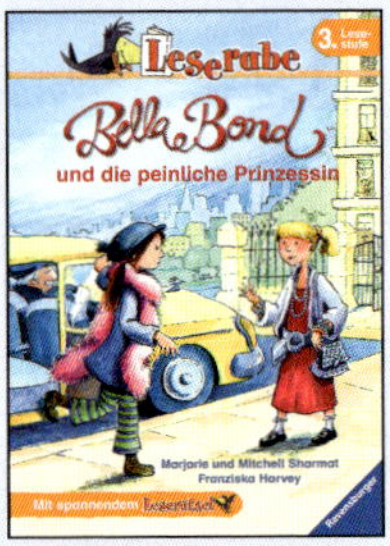

ISBN 978-3-473-**36358**-2

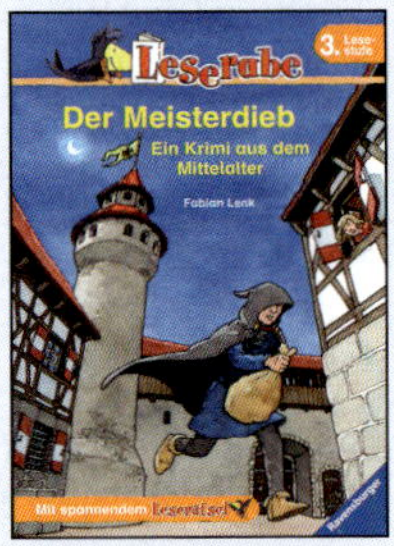

ISBN 978-3-473-**36187**-8

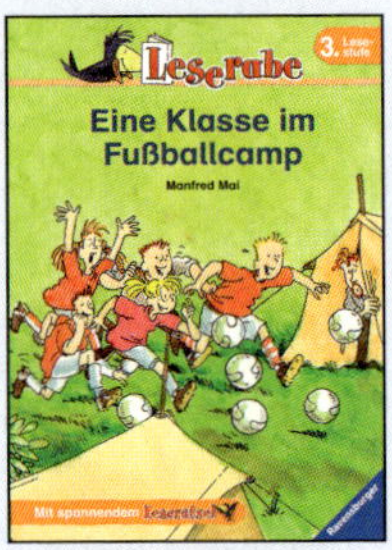

ISBN 978-3-473-**36210**-3

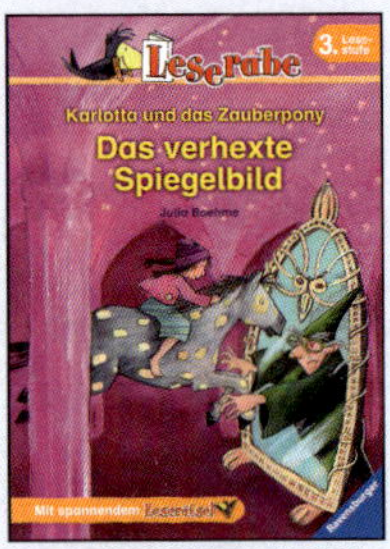

ISBN 978-3-473-**36225**-7

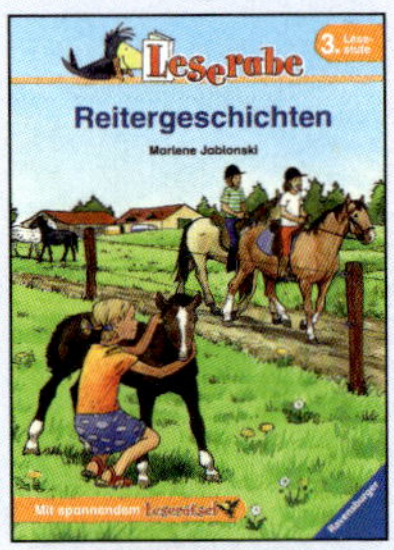

ISBN 978-3-473-**36341**-4